アディクションの
メカニズム

アントニー・C・モス
カイル・R・ダイヤー

橋本望=訳

Psychology of
Addictive Behaviour

Antony C. Moss
Kyle R. Dyer

translation by HASHIMOTO Nozomu

金剛出版

Psychology of Addictive Behaviour
by
Antony C. Moss & Kyle R. Dyer

Copyright © Antony C. Moss & Kyle R. Dyer 2010

First published in English by Palgrave Macmillan, a division of Macmillan Publishers Limited under the title Psychology of Addictive Behaviour by Antony C. Moss and Kyle R. Dyer. This edition has been translated and published under licence from Palgrave Macmillan. The authors have asserted their right to be identified as the author of this Work.

Japanese translation rights arranged with Palgrave Macmillan, a division of Macmillan Publishers Limited through Japan UNI Agency, Inc., Tokyo

序　文

　アディクション（嗜癖行動）を理解するには，心理学，薬理学，医学，そして健康関連の領域を含む様々な学問分野の広範囲な理論や考え方を，意欲的に学ぶ必要がある。アディクションは，身体的健康，精神的幸福感，人間関係，職業など個人の生活の全ての面に関係している。そのため，その行動を説明し理解しようとする理論は，アディクションの多様な原因と，深刻な結果に対する正しい認識を，反映したものでなければならない。そのような多様性は，アディクションの複雑性を反映しているだけではなく，その多様性のためにアディクションは，我々の研究対象となる興味深くて重要な健康に関連した行動でもある。

　本書において，我々は，生物学的，心理学的，社会的に重要な理論を検討することによって，アディクションを明瞭に分かりやすく説明しようと努めた。読んで分かるように，アディクションについては，その進行を理解する上でも，また治療法と予防法を詳細に述べる際にも，幅広く異なる見方がある。この本で，我々が示す理論の数々は，アディクションの理解とアディクションに対する反応に，最も大きな影響を与えてきたと考えているものである。しかしながら，我々が示すモデルや理論の多くは，アディクションの生物学的，心理学的，そして社会的な様々な領域すべてを必ずしも説明することができてはいない。この分野に統一理論があると本当に我々が信じることができるまでにはまだ理解しなければならない多くのことが残されている。

　そのため，本書の重要な目的は，急性期の状況（単発的な薬物使用のような）と，精神依存や身体依存を経験しているときの両方において，アディクションの理解のための統一的なフレームワークを提供するために，我々が創出した新しいモデルを提示することである。我々のモデルは，アディクションを，生物学，心理学，社会的な決定要因と，認知プロセスによって調整できる効果をもつものとして，概念的に説明しているが，一方で，これまでの理論やモデルの多くの重要な要素を取り入れている。我々は薬理学と認知心理学を2つの柱として，このモデルを構築した。そうすることによって，我々のモデルは，アディクションの分野の初学者が，アディクションの進行につ

ながって治療を難しくしている重要な要因を理解し，研究と政策の発展のための新たな方法を明らかにする助けとなる「地図」を，提供できると考えている。

　我々は，本書を通じて示された全体像を準備するのに，計り知れない協力を頂いたニック・モス（Nick Moss）に感謝したい。また，この本の内容と構造を発展させることへの助言，原稿の校正，最終章に示した新しいモデルの開発への助言に対して，イアン・P・アルベリー（Ian P. Albery）教授にも，感謝の意を表したい。

アントニー・C・モスとカイル・R・ダイヤー

シリーズ編集者のことば

　我々が，何をどの位の量消費するかを自分で決めるとき，自分が管理していると感じるだろう。ギャンブル，アルコールあるいは薬物に依存するようになるかどうかには，多くのことが影響していることが，研究によって示されている。そして，この重要な領域をめぐる心理について，本書の中でモスとダイヤーは，説得力ある議論を展開している。

　アントニー・C・モス（Antony C. Moss）は，ロンドン・サウスバンク大学の上級講師である。カイル・R・ダイヤー（Kyle R. Dyer）は，違法薬物の依存症に関して20年間の教育歴と研究経験をもつ，サウスバンク大学の客員研究員である。彼らの研究は，薬理効果，薬物依存，検査，神経認知障害を含む嗜癖，離脱と依存の管理などの多くの分野を扱っている。二人は，非常に優れた素晴らしい執筆チームである。

●もしこの本を大学の勉強に備えて読むのであれば，あなたは得ようとしている学位のための良い入門書を探しているのだろう。あなたが，学ぼうとしている分野は，健康関連あるいは社会的分野のいずれか，あるいは心理学に関係したものかもしれない。この本の内容は，これらすべての領域に関連しており，あなたの入門的な教科書で扱われている内容を著しく広げるのに役立つだろう。

●もし，大学に在学中の人がこの本を読むのであれば，きっとあなたの学ぶコースのため，あるいはコース学習の準備のための，より幅広い読み物として読んでいるのであろう。系統立っていないことが多く，そのために理解するのが難しいテーマについて，本書は十分考え抜かれた説明をしている。本書は，あなたの核となる教科書の代わり，あるいはそれらを補うものとなることを目指している。著者と編集チームは，この分野で入手可能な本について熟知しており，現在入手可能なものを補完し，あるいは代わりとなる本を書くように注意を払ってきた。そのため，この本は，あなたの本棚に加えられると役立つ一冊になるだろう。

●もし，あなたが，Aレベルのような大学前コースのための勉強をしているときにこの本を読むのであれば，あなたの周りにたくさんの学ぶべきこ

とがあることを，増々認識するであろう。教師も生徒も，この本が彼らが学ぶべき課題を念頭において書かれていることが分かるだろう。本書は，あなたが必要とする資料を提供し，知識を広げることで，他の学生たちに一歩先んじることを可能とする。

　学んでいるのが医学，社会学，心理学，あるいはソーシャル・ケアであれ，この本の内容が関連していることに気づくであろうし，おそらくもっと重要なのだが，興味深く，有用でさえあることにも気づくであろう。アディクションに容易に陥りやすいこの過剰な時代に，モスとダイヤーは，関連する多くの理論を詳述し，学問的だが，魅力的な読み物を提供している。

　　　　　　　　　　　　　　　　　　　　　　　　　シリーズ編集者
　　　　　　　　ニゲル・ホルト（Nigel Holt）とロブ・ルイス（Rob Lewis）

目　次

第 *1* 章　アディクションとは何か？
　　はじめに ……………………………………………………………… *11*
　　アディクションとは何か？ ………………………………………… *12*
　　アディクションは病気か？ ………………………………………… *17*
　　アディクションは選択か？　「選択ではない」と簡単に言えるのか？ …… *21*
　　回復の道のりはどのようなものか？ ……………………………… *24*
　　本書の概要 …………………………………………………………… *28*
　　参考文献 ……………………………………………………………… *29*

第 *2* 章　アディクションの生物学
　　はじめに ……………………………………………………………… *31*
　　摂取経路，吸収，分配，代謝そして排泄 ………………………… *34*
　　時間効果と用量効果との関係 ……………………………………… *45*
　　薬物と中枢神経系 …………………………………………………… *48*
　　繰り返し薬物を摂取した後には何が起こるのか？
　　耐性，離脱症候群そして身体依存について ……………………… *54*
　　いくつかの依存薬物の生物学的作用と身体依存 ………………… *59*
　　本章のまとめ ………………………………………………………… *63*
　　参考文献 ……………………………………………………………… *64*

第 *3* 章　学習された現象としてアディクションを理解する
　　はじめに ……………………………………………………………… *65*
　　学習理論 ……………………………………………………………… *67*
　　条件づけ薬物反応 …………………………………………………… *72*
　　条件づけ現象に関する研究 ………………………………………… *73*
　　社会学習理論 ………………………………………………………… *78*
　　本章のまとめ ………………………………………………………… *83*
　　参考文献 ……………………………………………………………… *83*

第 *4* 章　アディクションを制御の問題として理解する
　　はじめに ……………………………………………………………… *85*
　　自己制御（*self-control*） …………………………………………… *85*
　　いつ選択であって，いつ選択ではないのか？ …………………… *87*
　　パーソナリティとアディクション ………………………………… *88*
　　アディクションについての合理的選択理論 ……………………… *92*
　　報酬過敏性理論 ……………………………………………………… *95*
　　抑制調節障害理論（*inhibitory dysregulation theory*） ………… *97*
　　本章のまとめ ………………………………………………………… *98*
　　参考文献 ……………………………………………………………… *99*

第5章　アディクションの自動性を理解する
　はじめに …………………………………………………………… *101*
　二重システム理論と行動 ………………………………………… *102*
　二重システム理論とアディクション …………………………… *111*
　本章のまとめ ……………………………………………………… *120*
　参考文献 …………………………………………………………… *120*

第6章　アディクションに対する治療選択肢
　はじめに …………………………………………………………… *123*
　薬物依存に対する治療過程の概観 ……………………………… *125*
　薬理学的,医学的治療アプローチ ……………………………… *130*
　心理社会的治療 …………………………………………………… *135*
　治療の評価：治療は有効か？ …………………………………… *142*
　参考文献 …………………………………………………………… *147*

第7章　アディクションに対する主な予防戦略
　はじめに …………………………………………………………… *149*
　一次予防 …………………………………………………………… *150*
　一次予防の種類 …………………………………………………… *151*
　公衆衛生的アプローチ …………………………………………… *156*
　本章のまとめ ……………………………………………………… *160*
　参考文献 …………………………………………………………… *160*

第8章　アディクションの統合モデル
　はじめに …………………………………………………………… *163*
　生物学的要因 ……………………………………………………… *165*
　心理-行動的要因 ………………………………………………… *167*
　社会-環境的要因 ………………………………………………… *168*
　アディクションの統合したフレームワーク …………………… *169*
　飲酒運転 …………………………………………………………… *170*
　まとめと結論 ……………………………………………………… *174*
　参考文献 …………………………………………………………… *175*

　用語集 ……………………………………………………………… *177*
　文　献 ……………………………………………………………… *187*
　訳者あとがき ……………………………………………………… *199*
　索　引 ……………………………………………………………… *203*
　著者紹介／訳者略歴 ……………………………………………… *206*

アディクションのメカニズム

第 1 章

アディクションとは何か？

👁 はじめに

　アディクションは，やっかいなものだ。誰にでも起こる可能性があり，しばしば気がつかない間にゆっくりと進行し，生活のすべての面に影響をもたらし，治療や予防が非常に難しい。この本では，心理学，薬理学，医学そして医療関連の領域からもたらされた，アディクションの理解に非常に役立つ理論，エビデンス，考えを紹介する。本章の目的は，その中のいくつかの重要な考え，問題点，議論を示して，後の章を理解するための基本となるものを，提供することである。本書では，「アディクション（嗜癖行動）」という言葉を，**薬物**やアルコール依存（身体依存，精神依存の両面）だけではなく，人が依存症になる可能性のあるギャンブル，インターネット，セックスなど，その他の行動に対しても用いている。時には，薬物依存が中心になっていることもあるが，その核となる考えは，薬物摂取に関連することだけではなく，その他すべてのアディクションにも応用可能であると考えていただきたい。

> **この章で説明すること**
> ・アディクションを定義する上での問題
> ・依存症を診断するための診断基準
> ・身体依存と精神依存の違い

- アディクションの疾患概念の役割とその意味
- アディクションからの回復の道のり

アディクションとは何か？

　本は質問で始めるのが良い方法である。しかしながら，ここで我々が冒頭で示した，「アディクションとは何か？」という問いに対する簡単な答えはない。たいていの人は広い意味でこの言葉を理解しているが，いくつか挙げるだけでも，アルコール依存，薬物依存，喫煙，ギャンブルがあるように，我々がアディクションを定義する時の問題は，この言葉が非常に多様な行動を包括していることだ。

　まず初めに，役に立つほど明確で，かつアディクションの例と我々が考える多様な行動をまとめるほどの幅広い定義を選択することは，かなり難しいようである。297もの認知されている精神疾患を鑑別し診断するために臨床家によって使われている，『精神障害の診断と統計マニュアル第4版（以下DSM-Ⅳ-TR：the fourth edition of the Diagnostic and Statistical Manual of Mental Disorders)』(APA, 2000) は，実際のところ「嗜癖（アディクション）」という言葉には全く触れていない（訳注：現在は改訂されて，DSM-5になっている）。これは，嗜癖が医学的疾患を意味する一方で，生物学的，心理学的，社会的要素を適切に統合できていないためと考えられる。代わりにDSM-Ⅳ-TRは，物質依存（ボックス1.1参照）という言葉を使用している。主要な症状として挙げられているのは，耐性，離脱症状，時間と共に使用量が増すこと，減薬したくてもできないこと，薬物入手と使用，あるいは薬物の影響からの回復へとらわれること，薬物使用のために他の興味や社会的活動が減少すること，そして，明らかに有害であるにもかかわらず，使用が継続されることである。これらの基準は，アディクションを理解する上で，大変よい出発点である。それでは個々の診断基準を順に見てみよう。

> **ボックス 1.1　物質依存の DSM-Ⅳ-TR 診断基準 ［米国精神医学会，2000］**
>
> 臨床的に重大な障害や苦痛を引き起こす物質使用の不適応的な様式で，以下の3つ（またはそれ以上）が，同じ12カ月の期間内のどこかで起こることによって示される。
> [1] 耐性，以下のいずれかによって定義されるもの：
> 　（a）酩酊または希望の効果を得るために，著しく増大した量の物質が必要。
> 　（b）物質の同じ量の持続使用により，著しく効果が減弱。
> [2] 離脱，以下のいずれかによって定義されるもの：
> 　（a）その物質に特徴的な離脱症候群がある（特異的な物質からの離脱の診断基準の項目 A および B 参照）。
> 　（b）離脱症状を軽減したり回避したりするために，同じ物質（または，密接に関連した物質）を摂取する。
> [3] その物質を意図したより大量に，またはより長い期間，使用することが多い。
> [4] 物質使用を中止，または制限しようとする持続的な欲求または努力が不成功に終わること。
> [5] その物質を得るために必要な活動（例：多くの医師を訪れる，長距離を運転する），物質使用（例：とぎれることのない喫煙），または，その作用からの回復などに多くの時間が費やされること。
> [6] 重要な社会的，職業上の，または娯楽の活動を物質の使用のために放棄，または減少させていること。
> [7] 精神的または身体的問題が，その物質によって持続的，または反復的に起こり，悪化しているらしいことが分かっているにもかかわらず，物質使用を続ける（例：コカインによって起こった抑うつを認めていながら，現在もコカインを使用，またはアルコール摂取による潰瘍の悪化を認めていながら，飲酒を続ける）
> 　該当すれば特定せよ
> 生理学的依存を伴うもの：耐性か離脱の証拠がある（項目1か2が存在）
> 生理学的依存を伴わないもの：耐性と離脱の証拠がない（項目1も2も存在しない）

耐性

　コーヒーをたくさん飲み続けると，コーヒーの効果がなくなってくることに気づいた経験はないだろうか。多分，あなたは誰かが，「鍛えて酒に強くなった人」と言われているのを聞いたことがあるだろう。あるいは，慢性的な痛みに対して痛み止めを飲み続けていて，特に痛みがひどい日に，痛み止めが

もう効かないと言っている人を，多分知っているだろう。

ここで挙げたものはすべて，**耐性**の例である。単純にいうと，薬物への耐性とは，時間の経過とともに，繰り返し薬物を使用することで，初回の経験を得るための薬物量が増すことである。そのため，コーヒーを飲み始めた時と同じように感じるには，以前よりも多くのコーヒーを飲む必要がある。あなたは，酩酊することなく以前より多くのアルコールを飲めることに気がつくかもしれないし，あるいは，不快感を止めるために，より多量の痛み止めを要するかもしれない。つまり，耐性は薬物依存の最初の重要な特性なのだ。第2章では，耐性の生物学的な基礎についてさらに解説する。

離脱症状

他の人より甘い食べ物が好きな人がいる。甘いお菓子が大好きな人なら，「シュガーラッシュ（sugar rush）」の意味が分かるだろう。2人分のアイスクリームを1人で食べたり，シャーベットを一度に1箱平らげた時に起きる，あの高揚した貪る感じである。この「シュガーラッシュ」を経験したものであれば，その陶酔したような心地よさが徐々に抜けていくと，しばらくしてどうなるのか，ふらふらして，無気力になり，時には少し抑うつ的になることを知っているだろう。これは，初めに砂糖がもたらした効果の真反対の作用である。これが離脱である。物質使用をやめた時に起こる負の状態である。重要なのは，アディクションや物質依存が背景にあれば，薬物を摂取すると離脱症状はすぐに軽減され，これが物質を使用し続ける動機となる。耐性と離脱は両者ともに，**身体依存**（physical dependence）と，薬物への反応として起こる**神経適応**（neuroadaptation）（第2章参照）を表している。

アディクションはゆっくりと進行する

飲酒問題のある人でも，飲酒を始めた時に，1日2本のウォッカを飲んでいた人はいたとしてもごくわずかだろう。アルコール依存は，時の経過と共に，徐々に飲酒量が増していくことが特徴だ。最終的にはその飲酒量は，つきあいで酒をたしなむ大部分の人たちが驚くほどの量になる。この時間の経過による飲酒量の増加は，既述の耐性と離脱とに関連している。飲酒すればするほど耐性が増し，飲まない時の離脱の負の反応が大きくなることを経験

する。

　耐性と離脱症状の2つの要素は，なぜ薬物乱用者が驚くほどの薬物量を使用するようになるかを理解する上で，重要である。問題飲酒者は，つきあいで酒をたしなむ人が週に飲む平均的な量の3から4倍の量の飲酒を毎日するようになり，ヘロイン乱用者は，初期としては過量投与になるほどのヘロインを摂取する。興味深いのは，初めは気分転換程度の使用が，時間の経過に伴って問題レベルまで進行するという同様のパターンが，ギャンブルなどのその他のアディクションでも認められることである。

薬物の入手と使用についての考えにとらわれて，他の活動への興味関心がなくなる

　日曜日のリーグの試合や練習に雨だろうが，晴れだろうが（またはアラレ，雪，雷雨であろうとも）参加する熱心なアマチュアのサッカー選手だったり，あるいは，一晩でも見逃すことが我慢ならないほどの「ビッグブラザー（訳注：海外の人気テレビ番組）」の熱烈なファンといった，ある種の活動に心奪われることは多くの人が経験することである。人は，あるものに興味を持ち始めると，その情熱に合わせて日々の他の日常活動を変えることは，よくある。これはとても自然なことである。しかしながら，依存症の場合には，情熱の度が過ぎて，合理的な考えからはるかに逸脱してしまう。薬物を入手して使用すること，あるいはその薬理効果から回復することのために，個人的な人間関係，仕事，さらには家族との関係さえ無視されてしまうかもしれない。

　アディクションが優先され他の生活の重要なことが無視されるとなれば，必ず問題が起こる。人間関係が壊れ，仕事を失い，健康も害される。これらの問題は，アディクションの非常に困った面であり，皮肉なことに，アディクションによって起きたこのような問題のストレスが，一層人をアディクションへと駆り立てる可能性がある。アディクションが原因で起きる問題が誘因となって，さらにアディクションを強化するのである。そのうえ，これらの問題は非常に対処が難しく，本人のみならず親しい人間や，もっと広範囲の人々にまで影響を及ぼす。つまり，アディクションは我々すべてに強い影響を及ぼすのである。

明らかな害があるにもかかわらず続けられる薬物摂取

　サッカーが好きな人もいれば，テレビ番組の「ビッグブラザー」が好きな人もいる。しかし，あなたが医者のところに行って，このままサッカーやテレビ鑑賞を続けたら早死にすることになりますよと言われれば，確実にあなたはどちらの活動であっても，すぐにやめようと考えるだろう。あなたは，お気に入りの楽しみがなくなったことを非常に残念に思うだろうが，命は我々にとって，どんな趣味より大事である。しかし，アルコールを含めた物質使用者の場合では，飲酒を継続すると肝硬変になり早死にするというような情報が，飲酒を止めさせることには繋がらないことが多い。結婚の破綻，失業，投獄，深刻な健康上の問題など，薬物依存によって起きる困った問題は数多くあるが，それでも，止めるのには有効ではないようだ。

　ここで，我々が描くアディクションのイメージは次のようなものである。耐性が徐々にすすみ，止めた時の離脱症状が強くなり，健康や幸せが著しく損なわれていることが，本人にも周りの人にも明らかであっても，薬物やアルコールを手に入れて使用することがその人の生活の中心となっているようであれば，その人はアディクションをもつと考えられる。ここまで，主に物質依存症について述べてきたが，物質依存症と同じくらい問題である可能性がある，非物質的依存症を理解する方法が必要だ。物質に関連しないアディクションの例は，必ずしも耐性と離脱を必要としないという点においてこれまで述べてきた例とは異なる。

身体依存と精神依存

　DSM-Ⅳ-TRの物質依存の診断基準によると，アディクションを持つ人が耐性と離脱のどちらかがなくても，アディクションと診断される可能性がある。この診断基準によって他のアディクション（ギャンブル依存症や摂食障害など）の診断が可能になるため，これは重要なポイントである。

　ギャンブル依存症の症状は，ギャンブルへのとらわれと，非常に深刻で対処が困難な経済的な破綻にもかかわらずギャンブルを継続する傾向などであるが，それらは，我々が述べてきたアディクションの標準的なモデルに確かに適合しているようである。ギャンブル，インターネット，セックスなどの行動嗜癖と，ヘロイン，コカイン，アルコールなどの物質依存との間の，指

摘しておかなければならない重要な違いは，前者には耐性と離脱症状がないということである。

身体依存と精神依存との違いを考える時にも，我々はアディクションをどのように考えるかという重要な問題に，再び直面することになる。例えば，昏睡状態の患者は，投薬により耐性が生じ，薬剤中止時に離脱症状を経験することが，臨床的に認められる（これは身体依存である）。しかし，この離脱症状があるからといっても，この患者が病気の治癒後に薬物の使用を続けたがるということでは，必ずしもない。つまり，この患者には，精神依存は形成されていない。

このことは，アディクションが，長く続く治療困難な精神依存と，多くの場合は短期的で比較的治療が容易な身体的な神経的適応としての身体依存から構成されていることを意味している。この理解は，我々がどのようにアディクション自体を考えるかに重要なかかわりをもっており，それがどのような治療を行うかということだけではなく，社会がアディクションにどのように対処するかということをも左右する。この点を明らかにするために，第2章以降への準備として3つの問いを提示したい。

◉ アディクションは病気か？

この質問は，答えが分かりきっている簡単な質問のように聞こえるかもしれない。「もちろん病気ですよ！　他に何だというのですか？」と，すぐに答えたくなる誘惑に駆られ，それ以上追求しないかもしれない。しかしながら，人の生活やアディクションはそんなに単純ではない。我々がアディクションを病気とみなすか否かは，我々がその人をどのように判断するか，あるいは社会がその行動に対してどのような治療や制裁を利用するのかに，重要な影響を与える。単純に言えば，病気とは，身体機能が損なわれて具体的な徴候や症状がみられる状態，すなわち体調不良や気分の悪さを含む正常ではない状態と考えられる。

次のように考えてみよう。もしアディクションが病気だとしたら，病気をもつ個人の役割についてはどうなのであろう？　あなたがもし，たまたまインフルエンザに罹患したとしたら，回復することにあなたはどの程度責任が

あるのだろうか？　もちろん，あなたは服薬，適切な休息，健康的な食事をしっかりとること，水分摂取などの，医者の助言に留意する責任がある。しかし，責任についての我々の問いは，ただ良くなろうと努力する責任より，もっと深い責任についてである。ここで本当に言いたいのは，どの程度，今後インフルエンザに罹患しないことを，選択できるかということだ。これは少々馬鹿げた質問に聞こえるかもしれない。もちろん答えは，そんな選択の余地はないのである！　たとえ，インフルエンザウイルスによる症状に苦しむことを避けることは選べるにしても，これから先インフルエンザに二度と罹患しないというのは疑わしい。だから通常の使い方では，病気の状態は，もうこれ以上罹らないとは決められない「体調不良の状態」にあることを意味しているようだ。

　この考え方を一つの例として，アルコール依存症に適応させてみよう。ある人が，楽しいというレベルを超えて多量飲酒をしてしまう「アルコール依存症という病気」を「持っている」と，話すことは意味があることだろうか？　『アルコール症の疾病概念（The Disease Concept of Alcoholism）』という1960年出版の先駆的著作で，ジェリネック（Jellinek）が述べているように，アルコール依存症を病気と考えた場合に，依存症の人が罹っていると我々が言っているのは，正確には何にだろう？　ジェリネックの見解では，「アルコホーリズム（alcoholism）」という病気は，基本的には飲酒へのコントロールができなくなっていることだ。問題飲酒をしている人の多くはコントロールができるのだから（いわゆる機能的アルコホーリクス（functioning alcoholics）），アルコホーリクスのすべての人が，実際は必ずしも病的なアルコホーリズムであるわけではないことも，彼は立証した。我々も含めて，この疾病モデルを批判する人たちは，どんなアディクションも完全に行動のコントロールを失っているとするエビデンスは，非常に弱いと主張する。しかし，もっと重要なことは，疾病モデルは，アディクションを持つ人に対してだけではなく，治療を施し支援する人にも劇的な影響を与えてきたことだ。さらに，アディクションの進行や，また治療や回復にも個人が常に重要な役割を担うということを，我々が忘れずにいることが非常に重要である。今まで述べたように，アディクションに病気であるという悪いレッテルを貼ることは，アディクションを持つ者を，アディクションの克服のためには不本意

ながら人に頼らざるを得ない病気の犠牲者であるという気持ちにさせる可能性がある。

したがって，我々がアディクションを病気と考えるかどうかを決定する時には，個人と環境が，アディクションの進行と維持にどんな役割を担っているかということが重要である。インフルエンザ患者がインフルエンザにかからないようにできないのは，がん患者がこれから後，寛解状態になって不運な病気から回復し始めることを決めることができないのと同じことだということには，皆同意するだろう。しかし，アディクションにはすっきりしないものが残る。つまり，地域の治療グループに属してアルコールを6カ月止めていたアルコール依存症の患者が，集まりで新たに知り合いになった人から酒を勧められた場合，勧めに応じて再発の危険を冒すか，断って6カ月続けてきた断酒を継続するか，両方の可能性がある。この状況には，インフルエンザ，がん，片頭痛の場合とは違うもの，つまり選択（choice）がある。インフルエンザの問題が身体に入ったインフルエンザウイルスであれば，アルコール依存症の問題は，アルコールを一杯また一杯と飲む行為である。だから，我々は，人がどの程度コントロールできているか，いないかを判断する必要がある。

いままでの我々の議論は，「アディクションは病気である」という考えをめぐる問題点を浮き彫りにするのに役立ってきた。これらの問題はすべて重要で，無視されるべきではない。しかし，好ましくないという理由だけで，「病気であるという概念」を拒絶すべきではないことを，常に頭に置いておかなければならない。アディクションが特定可能な病気の状態であるとするエビデンスが提示されるなら，我々は真剣に治療に取り組まなければならない。レシュナー（Leshner）は1997年に「依存症は脳の病気であり，そのことは重要である（Addiction is a brain disease, and it matters）」という題名の論文を書いた。この論文において，乱用されるすべての種類の薬物は，「報酬回路」という共通の回路（これは第2章で詳しく述べる）に構造的かつ機能的な変化を引き起こすため，脳の病気の1つであるとレシュナーは論じた。レシュナーによると，嗜癖を病気と考えることができるのは，問題の根底にあるこの共通の要素のためだとしている。他方，疾病的アプローチは役に立たなくて，アディクションとは実際には何かということから焦点をずらすこ

とになるとする，この分野で影響力のある考え方も提唱されてきている。

例えば，オーフォード（Orford, 2001; 2002）は，ギャンブル依存，セックス依存，インターネット依存などの非物質的なアディクションの間には，あまりに多くの共通点があるので，アディクションを理解するのに重要な共通の生物学的な経路があると，結論を下すに足りるほどであると主張してきた。マックリード（MacLeod, 2002）は，オーフォードの独創的な本『欲望過多（Excessive Appetites）』を論評して，次のように述べている。

> 「例えば，身体離脱症状に，神経化学は時として直接的に関連している。しかしながら，全般的にこの論文では，人間が行い，考え，感じるすべてに神経分子が関連しているというだけの理由で，（嗜癖）行動は脳科学の観点から最も良く理解されるとする考えを，退けている。」（MacLeod, 2002, p118）

アディクションの根本的原因は基本的に生物学的なものであると，考えようが考えまいが，念頭に置くべき重要なことは，これらの見解が，生物学的なものが全く重要ではないと言っている訳でもないし，心理社会的な要因を重要視すべきでないと言っている訳でもないことだ。実際，ある依存薬物の使用パターンや効果のうちのいくつかは，文化により左右される可能性がある（[科学的に考えよう]を参照）。むしろ，この分野では，どのくらい広くアディクションを定義できるのか，またすべきなのか，また，アディクションを病気として治療することが可能なのか，それとも，治療することがむしろ望ましいのかに，議論は集中している。

[科学的に考えよう] →
依存と物質使用に対する文化的な影響

アルコールなどの物質の，行動への影響や使われ方は，社会的な影響を大いに受けると長く理解されてきた。例えば，マックアンドリューとエドガートン（MacAndrew and Edgerton, 1969）は，2つの社会，すなわちパラグアイのアビポン・インディアン（Abipone Indians）とペルーのビコシアンズ（Vicosians）について，記述している。前者は，飲酒しなければ，お互いに争うことなく大変穏やかである

と記述されている。しかしいったん飲酒すれば，過度に暴力的になり，死人がでることもたびたびであると言われている。逆に，後者は多量に飲酒した時でもそれほど暴力的になることなく，むしろ大いに社交的になることが記述されている。この比較の目的は，アルコールはある意味で人の行動を直接変えることができるという考えに対して疑問を投げかけることだ。そうではなく，アルコールに関連した行動の変化は，地域の慣習，規範，期待などの結果としてより適切に理解される。

　今でも妥当性がある他の歴史的な例は，例えば飲酒パターンは，その人が所属する社会集団にいかに強く特徴づけられるかについて洞察を与えてくれる。紀元前349年に没したアレキサンダー大王の時代における多量飲酒行動は，社会的な規範や期待により決められていたが，次のように記述されている。

　　「酒宴においては，仲間の1人がシンビオサーチ（symbiosarches）と呼ばれるリーダーとして選出される。その人がいつどのくらい飲むかというルールを決め，すべての参加者はそれに従った。たいてい，仲間たちは，多量に飲みたがる酒に一番強い人を選出したので，飲酒量は過量となった……（Liappas, Lascaratos, Fafouti and Christodolou, 2003, p564）」

　この引用は，古代にアルコールがどのように飲まれていたかについて，いくつかの重要な洞察を与えてくれる。近年，多量飲酒を巡る問題について多くの報道がされていることを考えると，この引用は一層興味深い。

👁 アディクションは選択か？　「選択ではない」と簡単に言えるのか？

　上記の例の想像上の人物の立場に身を置いて考えてみよう。あなたは今，数カ月の禁酒の後に，飲酒を勧められ，それを受け入れるか断るか決めようとしている。この状況で，あなたは選択の余地があるだろうか。ここで，1杯だけ飲むことに決めたと仮定しよう。しかし1杯では止められず，完全に再発したことに気づく。これは依存症者がよく経験することである。ここでの我々の問いは，その想像上の人物が酒を勧められたその瞬間に，「結構です」と言うことができただろうか？　断ることはそれほど簡単であっただろうか？　について判断することを，我々に要求している。常識からすると，

選択できることは明白であると感じるかもしれない。確かに選択できたのに間違った方を選んでしまった。もちろん，酒を手に取るという行為なしには，胃袋に酒は勝手には入らない。さらに言えば他の薬物があなたの血流に入ることを決められないし，同様にルーレットがあなたのために賭けをすることや，タバコが勝手に自分を販売店から買って，予想だにしていない人の口に飛び込んで，自分で火をつけることはできない。酒を手に取りそれを飲む，あるいはタバコに火をつけそしてそれを吸うという選択は，あきらかに人によってなされている。

　ではこのことの何が重要なのだろうか。実のところ，重要なのだ。もし，アディクションは従来の意味での病気だと仮定するならば，人は自身のアディクションに何の役割も果たしていないということを主張しなければならなくなるだろう。病気が彼らにそうさせているのだ。一方で，もし，アディクションになんらかの選択の要素が常に関与しているとするならば，我々は少し，違った風に物事を見始める。人は自らを助けることができる。つまり，アルコール・薬物を使用しないという選択ができるのだということを，我々は理解し始める。しかし，アディクションを純粋に病気とみなすことは，回復における本人の役割を過小評価することになるのと同様に，アディクションを個人の選択の問題だと見なすことは我々を誤った方向に向かわせる。嗜癖行動を行うことが選択であるのなら，人はなぜそこから抜け出し，使用を止めることができないのであろうか。結局のところ，アディクションの治療と結果への対応に，社会は毎年莫大なお金を使っている。少々無責任な人たちに，社会は大いに同情したり，その人たちの治療にお金をかけたりすべきなのだろうか？　もちろん物事はそんなに単純ではない。我々が，アディクションに何らかの選択的要素があるという場合，それは，単に1つの選択にすぎないと言おうとしているのではない。そうではなく，非常に難しい選択の例としてアディクションについて考えようとしているのである。後の章で，このアディクションを控えるか実行するかという選択を，個人の利益とは逆の方向に多少偏らせる可能性のある様々な要因についてもう少し詳しく述べる。

　人がある特定の行動をとろうとする意図には，多くの異なる要因が影響している可能性があるという考えを前提として，健康心理学の分野で様々なモデルが創られてきた。これらの内の2つのモデル，すなわち「合理的行動

理論（theory of reasoned action：TRA）」と「計画的行動理論（theory of planned behaviour：TPB）」が，次の［科学的に考えよう］にまとめられている。次の章では，個人の選択に強い影響を与えるアディクションの生理学的な側面に注目する。例えば，もしアルコール離脱症状が命を危機にさらすとすれば，断酒期間中の離脱の症状に対する医学的なサポートがなければ，依存症者に飲まないという選択肢は考えにくい。

［科学的に考えよう］→
依存症に応用される社会認知モデル

アイゼン（Ajzen, 1991）の計画的行動理論（TPB）は，フィッシュバインとアイゼン（Fishbein and Ajzen, 1975）の合理的行動理論（TRA）から派生した。この2つの理論の基本的な違いは，計画的行動理論は必ずしも意識的コントロール下にはない人間の行動を説明するために生まれたことである。この理論（図1.2参照）によると，人は，行動の期待される結果について信念をもっていることと同様に，そのような結果について認識される価値に対する態度を保有していることを示唆している（例えば，私がタバコをやめたら何が起こるだろうか。これは自分が願う結果だろうかというように）。このような期待と，アディクションを理解する上での期待の重要性は，第3章で十分に議論する。計画的行動理論は，行動の意図は，ある行動を他人がどのように認識するかについて人が持つ信念の影響を受けていることも示唆している（例えば，もし私がタバコを吸うのをやめれば，他の人たちはどう思うだろうか？ 他人の考えに，私は従う気持ちがあるのだろうか？）。計画的行動理論では，認識された行動のコントロールは，特定の行動をコントロールする能力について，人がどのように感じているかに関連している（例えば，激しいストレスがある中でも，禁煙を続けられると私は思っているのか？ といったように）。

計画的行動理論は，人の行動の意図を予測するために，これらすべての構成概念を利用しており，これは薬物使用（McMillan and Conner, 2003）やリスクのある性行為（Godin and Kok, 1996）などの領域で，実際の行動を予測することに使われている。しかしながら，この行動の理論的モデルの大きな問題点は，意図と行動の繋がりがとても弱いことである。最近の47以上もの実験的研究の分析で，ウェブとシーラン（Webb and Sheeran, 2006）は，人の意図の大きな変化は，それに相応するほど大きな変化を行動にもたらさないと結論づけた。むしろ，意図における変化は，行動にかなり弱い変化しかもたらさない場合が多いことをエビデンスは

示している。第4章，第5章全体で詳しく述べるこの理由の1つは，我々の行動の根底にあるプロセスの多くは，意識的に動機づけられたり，個人の発言に出てきたりするものではないということである。

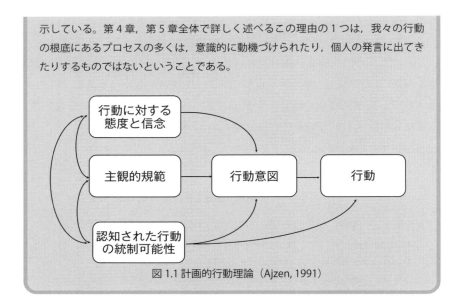

図 1.1 計画的行動理論（Ajzen, 1991）

回復の道のりはどのようなものか？

この本を通して議論するアディクションの進展に関する理論は，人が自己のアディクションのパターンをどのように形成するのかを，うまく説明してくれることが多い。それ以上とは言わないがどのようにアディクションが予防され，克服されるかということを理解することも，同様に重要である。第6章では，アディクションの治療のために用いられる様々な介入法について論じる。ここではアルコール依存症やギャンブル依存症のような，アディクションを変えることに関係する様々なステージについて考えてみることが役に立つ。嗜癖行動を止めることを達成しようとする時に，通過するであろうその段階についてここで考えることは有益である。

多理論統合モデル（transtheoretical model，以下 TTM; DiClemente and Prochaska, 1982）は，アディクションに関連した変化のステージを，直観的に分かりやすく説明している。このモデルは，嗜癖行動を変化させる時に通過し，また原則として他のどのような形の行動の変化にも応用できると思われる，独立した5つのステージについて述べている。表1.1に，その変化

の5つのステージがまとめられている。

このTTMの変化のステージは，1～3段階の前行動期と，4～5段階の後行動期とに，大きく分けられる。各段階からの前進は，社会的サポートや現在の行動が自分や他人にとって有害であると認識すること，あるいは以前は知らなかった行動に関する新しいことを学ぶことなどを含む，様々な要素により動機づけられる。変化の過程で，どの前段階にでも逆戻りする潜在的可能性があることを，十分理解しておくことも重要だ。例えば，維持期にいた禁煙者が，再発して再び実行期に（すなわち，すぐに再び喫煙を止める），あるいは準備期に（すなわち，喫煙を止めるためのサポートグループに再び進んで参加しようとするが，参加するまでは喫煙を続ける），あるいは熟考期に（6カ月以内に禁煙しようと決めるが，禁煙を確実にしようとするいかなる行動もとらないこと），あるいは，前熟考期（ただ，タバコを吸い続ける）にさえ戻る可能性がある。

表1.1 変化のステージ（Prochaska, Redding and Evers, 2002より引用）

変化のステージ	説明	例
1 前熟考期	今後6カ月間に行動を変化させようとする意図はない	現在喫煙者
2 熟考期	行動の変化を考えており，6週間以内にそうしようとしている	現在喫煙者。今年の終わりころには禁煙しようと決めたが，必要な行動はとっていない
3 準備期	行動を変える考えがあり，30日以内にそれを行うつもりである。そして，この目的達成のために必要な行動をとりはじめている	現在喫煙者。医者への面会を行い，禁煙サポートグループに参加し始めるよう手配している
4 実行期	行動を変えた	喫煙を最近（ここ6カ月未満）やめた元喫煙者
5 維持期	行動の変化を起こしてから6カ月以上維持されている	元喫煙者

TTMに対する重要な批判の1つは，個人がそのステージ間をどのように移動するのか，もっと具体的に言うと，どのようにすれば治療者や臨床家

は，あるステージから次のステージに進むのを最もうまくサポートできるかが明らかでないことだ（Sutton, 2001; West, 2005）。**予防行動採用プロセスモデル**（precaution adoption process model，以下 PAPM; Weinstein and Sandman, 1992）は TTM に大変類似しているが，前熟考期と熟考期を 4 つの段階に分けている。図 1.2 は，これら 2 つのモデルの相違を示している。

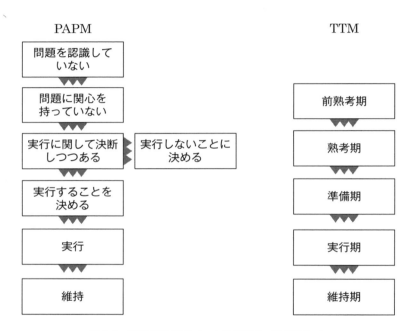

図 1.2　予防行動採用プロセスモデル（PAPM）と
多理論総合モデル（TTM）の比較

PAPM は 2 つの理由で有用である。1 つは，人が行動を変える必要性にすら気がついてないかもしれない（ステージ 1），あるいは，必要性は認識しているが変化を考えるほどの動機がない（ステージ 2）可能性を示唆するからだ。健康促進の視点から見た時に，これら 2 つのステージにある人は，それぞれ異なる介入が必要であるため，この相違は重要である（第 7 章参照）。TTM は，これらの 2 つのステージをまとめて単純に前熟考期と分類している。また TTM は，人が行動を変化させようと考えるかもしれないが，情報

に基づいた行動をしないように決める可能性があることを示している。このことは臨床的見地から重要である。禁煙をしようとしない人は，その危険性を十分認識していないと単純に決めてかかるのは問題がある。なぜなら，危険性に気づいていても，恐らくは，自分がそのような害をこうむることはないという誤った考えのせいで，人はリスクを冒すことを決めてしまうことが多いからである。

フランクフルト（Frankfurt, 1971）は，アディクションを持つ人は，「気まぐれ（Wanton）」，「自発的（Willing）」あるいは，「不本意（Unwilling）」のいずれかであるとする，興味深い分類を提案した。フランクフルトの用語を使うと，気まぐれな嗜癖者（Wanton addicts）とは，その行動が正しいのか間違っているのかに，疑問をいだくことなく行動を行う人を指す。自発的嗜癖者（Willing addicts）とは，その行動について考えて，その行動を継続しようと決めている人を指す。他方，不本意な嗜癖者（Unwilling addicts）とは，自己の行動について考え，できればやりたくないと思っているが，止められずにいる人を指す。この興味深い3分法は，PAPMで追加されたステージに関連しているだけではなく，アディクションにおける選択の役割という重要な問題を明らかにもする。これについては，第5章と第6章で再度取り上げる。

PAPMの2つ目の利点は，このモデルの著者が，人があるステージから次のステージに移行するのをどのように助けたらよいかということについて，いくつか明確な提案をしていることだ。これらの提案を，表1.2に要約した。

表1.2　PAPMにおけるステージの移行を促進するための提案

ステージの変化	次のステージへの移行を促進するための提案
ステージ1 ↓ ステージ2	教育と三次予防。現在の行動が本人とその周囲へ害を与えるかもしれないことへの認識を高める
ステージ2 ↓ ステージ3	行動を変えることに関心を持つ理由を見つけられるように助ける（すなわち，両価性を減らす）

ステージ3 ↓ ステージ4あるいは5	病気のかかりやすさ（例えば肺がん），リスクの重症度（例えば死や慢性的な健康上の問題），自己効力感（自分は変わることができると感じているかどうか），感じられる障壁や社会的な規範などについてその人がどのように考えているのかを理解し，必要なら異議をとなえてみる
ステージ5 ↓ ステージ6	対処法に関する情報，行動への引き金，援助，そして支援グループなどの行動の変化を促進するのに役立つ資源を提供する

　健康的な行動変化にはさらに多くのモデルがあるが，この段階で一番伝えたいことは，アディクションを変えることは，その他の行動を変えることと同様に，多くの異なる要因がかかわる複雑な過程だということを認めなければいけないということだ。喫煙ががんを引き起こす可能性があることを知らないというような単純なことから，喫煙者はニコチン嗜癖を克服するほどの「強い意志」が単にないだけなのだという考え方に異議を唱えるといった不明瞭なことに至るまで，行動の変化を促進することは難しいことだ。個人とその人の信念や動機について理解することに加えて，変える必要がある特定の行動を理解することが要求される。

本書の概要

　我々は，アディクションを全般的に概観することから本書を始め，依存（身体的かつ精神的，またはどちらか一方のみ）を特定するために用いられる診断基準について論じ，また，アディクションを変えることはどういうことであるのかということについて検討した。以下に続く章では，嗜癖の重要な問題について詳述するが，第2章では薬物依存症の生物学的な側面から始める。次に第3章では，心理学の**行動学派**の中で発展した，最も古く，しかも多くの点で最も影響力のあるアディクションのいくつかの心理学的理論について説明する。続く2つの章では，アディクションを理解する際の自己制御の重要性（第4章）と，自動的あるいは無意識の認知過程（第5章）に焦点を当てる。第6章でアディクションの治療法を，第7章で予防法について，それぞれ提示する。最後に第8章では，これらの情報をすべて統合し，新しいア

ディクションのモデルを示す。我々のモデルは，アディクションを認知的な過程によって調整される，生物学的，心理学的，社会的な決定要因や影響を持つものであると概念的にとらえている。我々が提示するアディクションのモデルは，アディクションの様々な側面について，どのように体系的に考えることができるのかを，アディクションの形成，維持そして治療は，幅広い生物学的，心理学的，社会文化的な影響を受けているということを認めながら，我々なりのやり方で示そうとしたものである。

　本書を読むと，アディクションについて知っておくべきこと，また，我々がこれから明らかにする必要があるものがたくさんあることに，きっと気づくだろう。それぞれの章の最後には，特定の領域についてさらに詳しく知りたい人のために，重要な文献を掲載しておく。

参考文献

　Ajzen, I. (1991) The theory of planned behavior. *Organizational Behavior and Human Decision Processes*, 50, 179-211.

　Jellinek, E.M. (1960) *The Disease Concept of Alcoholism*. New Brunswick, NJ: Hillhouse Press.

　Leshner, A.I. (1997) Addiction is a brain disease and it matters. *Science*, 278(5335): 45-8.

　Orford, J. (2002) *Excessive Appetites: A psychological View of Addictions* (2nd edn). Lonon: John Wiley.

　Prochaska, J.O., Redding, C.A. and Evers, N.E. (2002) The transtheoretical model and stages of change. In Glanz, K., Rimer, B.K. and Viswanath, K. (eds) *Health Behavior and Health Education* (4th edn). San Francisco: Jossey-Bass, pp.99-120.

第 2 章

アディクションの生物学

👁 はじめに

　アディクションの多くは，アルコール，ニコチン，ヘロイン，コカインなどの薬物の摂取が関与している。これらのいわゆる依存薬物の作用は，すでにかなり研究されていて，これらの薬物の身体と脳に対する生物学的影響についてはよく知られている。脳はバランスを獲得しようとする複雑な器官であるが，どんな薬物であれ，摂取すると，このバランスを脅かすことになる。脳は，薬物の作用を最小限にすることで，このアンバランスに適応しようとする。さらに，薬物摂取の関与がないアディクションの場合であっても，**報酬系回路**に内因性化学物質（神経伝達物質）の放出が起きる。これ自体が，脳が対処しなければいけない不均衡を引き起こす。これらの過程を理解することが，アディクションを理解する鍵となる。

この章で説明すること
- 薬物摂取の様々な経路
- 様々な依存物質の脳への影響
- 耐性と離脱症状に関する生物学的基礎
- 依存形成における内因性神経伝達物質の役割

有史以来，人が薬物を使用したり乱用してきたことは，歴史が教えてくれる。実際に歴史上で，依存を引き起こす可能性のある薬物を試したり，使用したり，乱用したりすることがなかった文明を探すことは困難である。この主な理由は，薬物が，感情を強めたり，意識を変容させたり，仕事の効率を高めたり，不快な気分を消したりするといった，多くの好ましい効果を持っているために，その薬物を再度欲するようになることである。脳がどのように働くのか，また，薬物の存在にどのように適応するのかを，科学が明らかにし始めたのは，つい最近のことだ。

薬物はそれが投与された時に，生物的，心理的効果をもたらす既知の化学構造を持った化学物質として定義される。薬物は，植物や動物から得られたり，完全に人工的に合成されたり，あるいは遺伝子工学の結果としてもたらされたりする。重要なのは，薬物であるためには，身体から放出される内因性の物質ではなく，外から身体に摂取されるものである必要があることだ。

薬物が我々にどのように作用し，なぜ人々が薬物を使用し続けるのかを理解するためには，薬物が我々に生物学的にどのように作用するかについて，最初に理解しなければならない。我々が興味の対象とする乱用・依存薬物は，すべてまず脳に作用する。それらは，脳内のある特定の構造内の細胞に作用する。そうすることで，我々の生物的機能（心拍数や，血圧，発汗など）やどのように感じ考えるか（心理），そして，どのように行動するか（行動）を変化させる。ほとんどの薬物が，身体の他の部位にも影響を与えるが，依存薬物に関していえば，脳が一番重要な作用部位である。

この本で触れる薬物は，我々にそれぞれ違った作用を及ぼす。それぞれ違う化学構造を持ち，脳の異なる部位に作用する。しかしながら，それらの薬物にはいくつかの共通する特徴があり，その共通点こそが薬物使用により引き起こされる害と，薬物依存の本質について非常に多くのことを我々に教えてくれる。

重要なのは，すべての乱用薬物には，欲しがらせたり気持ちをよくする効果がある。つまり，それらの薬物は，快効果をもたらすか，あるいは不快感を取り除いたりすることのいずれかで，もっと欲しいと思わせ，ある意味で我々の報酬となっている。すべての依存物質は，感情を司る部位である脳内報酬系にドパミンと呼ばれる神経伝達物質を放出することにより，好ましい

感情を起こす。もし薬物が，その化学構造あるいは摂取のされ方のいずれかにより，急速にかつ有効に脳に到達するならば，持続的な薬物使用が強化され，結果として，その薬物に依存しやすくなる可能性が一層高まる。

　繰り返し特定の薬物が使用されると，脳は，薬物がある状態を「通常の状態」として単に認識してしまうことで，適応するようになる。そうなると，欲しいという気持ちを満たすためには，より多くの薬物を必要とするようになり，薬物使用を止めようとする時には，抑うつ気分や不安，そして一連の不快な身体症状などを経験するだろう。

　この薬物乱用に共通する効果の生物学的基礎を理解するために，まず，薬物が身体に入った時に何が起きるのかを理解しておく必要がある。喫煙するか，注射するのか，あるいは経口的に内服するのか，薬物をどのように摂取するのかを，考えなければならない。このような**摂取経路**（routs of administration）の違いは，薬物の効果を感じるのにかかる時間だけではなく，効果の強さやどの効果がどのくらい持続するかを決定する。薬物が摂取されたら，どのように脳に到達するのだろうか。この段階を**吸収**（absorption）と**分布**（distribution）という。体内の薬物量はどのように時間とともに変化するのだろうか？　最終的には，薬理効果はなくなっていくだろう。身体は，薬物の分子を分解し，除去する。この段階は，**代謝**（metabolism）と**排泄**（excretion）と呼ばれる。これらの薬物作用に関するすべての段階が，薬物使用のパターン，つまり，摂取する量や頻度，そして薬理効果からの回復に要する時間などに影響を与えている。

　薬物がどのように脳の機能に影響を与えて，気分，思考，そして生物学的機能を変えるのかを理解することも，重要である。異なる薬物がもたらす異なった作用は，脳のどの構造が薬物の影響を受け，脳内に薬物が持続的に存在することに対して，脳がどのように適応するのかを調べることによって理解できる。脳内の類似した部位に作用する薬物は，生物学的な機能，主観的な経験や，行動へ，同様の影響を与える傾向がある。

　脳内において，薬物は主として，**受容体**（receptors），酵素，神経伝達物質キャリアー，イオンチャンネルなどの，タンパクに作用する。受容体は，脳内の神経間で情報の伝達を行っている**神経伝達物質**（neurotransmitters）と呼ばれる内因性化合物を認識し，反応するタンパク分子である。それぞれ

の種類の薬物は，特定の受容体にのみ結合し，受容体もまた特定の種類の薬物しか認識しない。そうして，薬物は，脳内の組織や経路の活動を抑制したり，活性化させたりする。

　最終的に，もし継続的に薬物摂取を行えば，身体は徐々に適応し，薬物の効果は減少していく。そのため，恐らく，薬物使用者は，薬物使用の頻度と量を増やしていくことになる。ついには，「普通の状態」でいるためだけに，頻回に薬物使用を必要とするようになる。これらの薬物に対する**耐性**（tolerance）と**身体依存**（physical dependence）の問題は，長期薬物乱用とアディクションを理解する上での核となる。それでは，薬物がどのように身体に入り，身体がどのように薬物に反応するかを見てみよう。

◉ 摂取経路，吸収，分配，代謝そして排泄

摂取経路

　薬物乱用と依存を生物学的に検討すると，薬物の効果は脳での作用によって理解することができる。薬物が脳に到達するまでには，複雑な過程を経る場合もあれば，急速に到達することもある。明らかに，第一段階は，薬物が身体に入ることであり，薬物の化学組成によって，我々が摂取経路と呼ぶいくつかの考えうる方法がある。次に，よくある乱用薬物の摂取経路を挙げる。

- 経口：液体を飲んだり，錠剤を摂取する。
- 注射：静脈注射，筋肉注射，あるいは皮下注射。
- 吸入：薬物の熱した蒸気を吸入したり，タバコのように煙を吸う。
- 経皮：軟膏を塗るなど。しかしこれは乱用薬物よりもいくつかの治療薬に通常用いられる方法。
- **粘膜**（mucous membranes）摂取：薬物をかいだり（経鼻的），液体を口に含んで摂取する。

　どのような経路で薬物を摂取するかは，部分的には，**薬物の化学的特徴や個人の好み**による。薬物によっては，例えばタバコや大麻など植物の形態をとるものは，注射することはできないが，喫煙や経鼻的な摂取，あるいは調

理して食べることが可能である。接着剤やライターオイルなど揮発性物質などの場合には，吸入して摂取される。いく通りかの摂取方法が可能な薬物の場合，どのように摂取されるかはいくぶん個人の好みによる。例えば，煙を吸う感覚が嫌いな人が多いので，代わりに経鼻的な方法か注射で摂取することが好まれるかもしれない。

　薬物によっては，化学的特徴によって，可能な摂取経路が限られる。いくつかのケース（塩酸コカインなど）では，熱が薬物を破壊して薬物の効果が感じられなくなる。しかしながら，薬物の化学構造を変えることができれば（例えば塩酸コカインから塩酸塩分子を取り除き，一般にはクラックコカインとして知られているフリーベースのコカインにする），熱して蒸気を吸入できる。

　多くの薬物が粉末状で溶解可能であるが，これらは，ほとんどすべての経路で摂取が可能である。ヘロインを例にあげれば，ヘロインは熱して煙を吸入でき（「チェイシングドラゴン（chasing the dragon）」と呼ばれている），また注射での摂取も可能である。注射は大変効果的な摂取方法で，急速に効果を感じられる。しかしながら，薬物の注射は危険を伴う可能性がある。薬物に不溶解性の物質が混ざっている場合には，注射部位の皮膚や血管に損傷が起こる可能性がある。この不溶解性の物質は，恐らく薬物を減らしても売る分量が多く見えるよう水増しに使われる粉末である。同様に，錠剤は，薬物以外の多くの物質を含んでおり，中には不溶解性のものもある。これらの錠剤が砕かれて水に混ぜられて注射された場合，これら不溶解の物質が皮膚や血管に，深刻な損傷を起こす可能性がある。最後に，同じ注射針を複数の人で使用したなら，ウイルス性肝炎やHIV（エイズ）が拡散することもある。

　どの摂取経路を選択するかは，**どれくらい早く薬理効果を求めるか**により決定される。静脈注射と吸入が，薬物が血流に入り脳に到達し効果を発生するのが最も早い。経鼻摂取などの粘膜を介した摂取（粉末を鼻から吸入するような）は，いくぶんそれよりも遅い。一方，経口摂取は中でも一番効果が表れるのが遅い摂取方法である。というのも，経口の場合には，薬物はまず消化管に到達して，そこから血流に吸収されて脳に到達するからである。

　これらの摂取経路の違いがもたらす効果の時間的な違いは，数秒から数分と幅がある。さらに，薬理効果を感じている時間も摂取経路により違いがあ

る。一般的に言えば，薬理作用の始まりが緩徐であればあるほど，効果の立ち上がりもゆっくりであり，より長く継続するようである。図2.1を見ると，薬物を注射で摂取した後，薬物濃度は急速に上昇し，その後に急速に低下しているのが分かる。一方，経口摂取した場合では，薬物濃度は注射の場合よりゆっくりと上昇し，かなり長時間低い血中濃度を維持しているのが分かる。摂取経路と薬物効果のピークとの関係において重要なことは，効果が早く経験されればされるほど，薬物摂取が強化されるということである（第3章参照）。

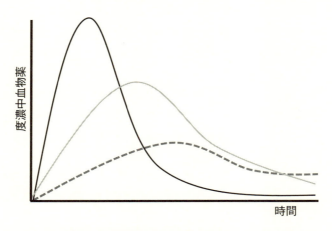

図2.1　異なる摂取経路と薬物血中濃度の時間的推移（White, 1991より改変）

吸収

　乱用と依存を引き起こす薬物は，脳に作用する。よって，薬物の効果が現れるためには，摂取された部位から脳まで循環系を介して運ばれる必要がある。薬物が摂取され血流に入るまでの過程を吸収と呼ぶ。

　効果が発現するまでの時間の違いは，部分的には血流への吸収速度の違いで説明される。明らかに，薬物が血流に入る最も早い方法は，直接静脈に注射を行うことである。薬物が静脈に注射されると，すぐに心臓や肺を経由して体中に循環していく（**分配**を参照）。その他のすべての摂取方法の場合では，薬物は血流に乗るために少なくとも1つの障壁（例えば血管壁のような細胞膜）を超えなくてはいけない。

　薬物が通り抜けないといけない細胞膜壁の数と質は，摂取経路によって異

なる。当たり前ではあるが，通り抜ける壁が多ければ多いほど，脳に届くまでの時間は長くなり，薬物の中には，その道中で薬効がなくなってしまうことも起こりやすくなる（**代謝**を参照）。細胞膜は，脳の作用部位まで届く前に，薬物が超えなければいけない障壁と考えられる。乱用されるような薬物は，共通する重要な性質を持っているのでこの壁を通り抜けやすくできている。それでは，薬物がこれらの細胞の壁をうまく通過することとその速度を決定している要因についていくつか見てみよう。

細胞の障壁を通り抜ける首尾に影響する1つ目の要因は，脂質（脂肪）への溶けやすさ（脂溶性）だ。細胞膜は，ほとんどが脂質からできている。そのため，薬物が細胞膜をどれくらい容易に通過できるかは，薬物の細胞膜の脂質への溶けやすさで決まる。ほとんどの揮発性薬剤（例えば有機溶剤や麻酔薬等）は，非常に脂質に溶けやすいため，細胞膜を簡単に通り抜ける（Rang, Dale, Ritter and Flower, 2007）。アルコールもまた脂溶性の高い薬物である。

2つ目の要因は，薬物の**イオン化の程度**である。イオン化された分子とは，電子を受け取るか，放出することにより，正あるいは負に帯電している分子のことである。液中では，薬物の分子がある程度イオン化され，帯電した粒子となる。**イオン化された状態にある薬物は，イオン化されていない状態にある薬物よりもはるかに細胞膜を通過しにくくなる**。そのため，薬物中のイオン化された分子が増えれば増えるほど，細胞膜を通過する速度は遅くなる。

薬物のイオン化の度合いは，細胞膜表面に触れている液体が酸性かアルカリ性かということと，薬物自体が酸性かアルカリ性かということの関係に影響される（Rang et al, 2007）。両者が一致してイオン化がほとんどなければ，細胞膜をすぐ通り抜けることができる。しかし，一方が酸性で，他方がアルカリ性である場合には，高い割合で分子がイオン化されるため，細胞への吸収は遅くなる。一般的には，アルカリ性薬物が最も吸収されやすく，乱用される薬物の多くはアルカリ性である。

薬物分子の大きさも血流への吸収に影響する。比較的小さな分子で構成された薬物は，脂溶性の程度のみから予想される以上に速く細胞膜を通過する。同様に，薬物が摂取される時に媒介する物質も重要である。例えば，薬には，時間をかけてゆっくり血流の中に活性物質を放出するような形で摂取されるものがある。これは抗ヒスタミン薬のようなある種の薬品に多くみられる。

例えば、花粉症の症状の治療に用いられる抗ヒスタミン薬には、錠剤の形で1日に2回から4回内服するものと、1日に1回用いられる薬剤の両方がある。これらは同じ薬剤であるが、1日に1回の薬物は、有効成分が24時間かけてゆっくりと放出されるようにデザインされている。

薬物の細胞膜を通過する速度に影響を与える最後の要因は、**細胞膜の両面の薬物濃度の違い**である。細胞膜の両側の薬物濃度の違いが大きければ大きいほど、薬物は細胞膜を早く通過する。これを**拡散**と言って、角砂糖がコップの水の中で溶けるときに同じことが起きている。吸収速度は初めがとても早く、その後、薬物濃度が同じになってくると遅くなると考えがちであるが、実際にはそうはならない。薬物が血流にいったん入ると、薬物はすぐにそこから血流に乗って身体の違う部分に運ばれてしまうからである（Rang et al., 2007; White, 1991）。結果として、細胞膜の両側の薬物濃度には常に差がある状態となる。

ボックス2.1　薬物の細胞膜通過に影響を与える要因のまとめ

細胞壁を薬物が通過する速度と容易さを決定する因子は、
* 脂溶性――脂質に溶解しやすい薬物ほど細胞壁を通過しやすい。
* イオン化の程度――イオン化された薬物分子は、細胞壁を通過しにくい。
* 薬物分子の大きさ――小さい分子は大きい分子に比べて細胞壁を通過しやすい。
* 濃度の違い――細胞壁の両側の薬物濃度の差が大きければ大きいほど、細胞壁を通過しやすい。

これらの要因を念頭において、異なる摂取経路とそれが薬物の吸収速度に与える影響を振り返ってみよう。静脈**注射**をすると薬物はすぐに血流に入るので、この摂取経路が、吸収が最も早いことは明らかである。薬物を注射するとすぐ効果が減じるのを感じるかもしれないし、他の摂取経路の場合より効果は強いかもしれない。

蒸気の**吸入**は、薬物が血流に入るのが二番目に早い方法だ。吸入された薬物は、ガスあるいは小さな煙の粒子として肺に入る。肺は吸収を得意としている。肺は非常に広い表面積を持ち、血流は高速で肺を通過する。肺のどの部分においても、肺の中の空気のスペースと毛細血管を隔てているのはたっ

た1枚の細胞膜だけだ。この肺の特徴により酸素は素早くしかも易々と血流に入ることができる。そして，その特徴は，薬物摂取にも非常に好都合だ。肺を経由する吸収速度は，また肺を循環している速い血流にも助けられる。これは，血流に入った薬物はすぐに身体の他の部分に運ばれるので，肺周辺の血管内には薬物が蓄積しないということを意味する。そのようにして，肺内と血管内の薬物濃度の違いは非常に大きいまま保たれる。

　ガスの形態の薬物も，その脂溶性の高さと，比較的分子が小さいことで吸収が助けられている。煙の粒子として肺に入る薬物（例えばタバコのニコチンなど）については，その吸収速度はガスの形態をとる薬物よりは少しゆっくりではあるものの，それでもいくつかの他の摂取経路の薬物に比べればかなり早い。脂溶性の高い薬物は，煙の分子から分離が早く，一方，脂溶性の低い薬物はゆっくりである。

　薬物は，**鼻や口腔内にある粘膜を通過して**血流に入ることができる（例えば，かぎタバコやコカイン）。口腔内や鼻の粘膜は，数層の細胞から成っている。これらの粘膜は皮膚と比較すれば非常に薄いが，肺で見られる1枚の細胞膜の障壁に比べればはるかに大きな障壁（バリア）となっている。鼻や口へは多くの血液が供給されていて，このことが吸収を助けている。確実に薬物効果を最大限にするためには，鼻や口を通して摂取される薬物が，すべて吸収されるまで十分な時間，粘膜表面に接し続けている必要がある。鼻や口からの摂取方法で長年薬物を使用している人は，これを学んで実行している。例えば，かぎタバコ（タバコをパウダー状にしたもの）を鼻で吸う人は，ゆっくり長く鼻から吸い込むことで，かぎタバコを鼻に長く留めておく方法を身につけている（White, 1991）。

　薬物を筋肉注射や皮下注射で摂取する方法は，医療関連以外では用いられることは稀である。しかしながら，薬物を静脈注射で長年摂取してきた人は，薬物を注射しようとしても，血管が傷ついていたりすぐに潰れてしまうことを経験するようになる。そのため，他に選択肢があまりなく，やむなく摂取方法を筋肉や皮下に注射する方法に変えざるを得ないこともある。

　筋肉注射や皮下注射による摂取の吸収速度は，注射部位付近の血流の多さによっては，かなり速い場合がある。もし薬物が，筋肉内注射のように血管の非常に近い場所に注射されれば，薬物が血流にはいるために超えなければ

いけないのは血管壁だけである。しかし，もし薬物が体脂肪などに注射された場合には，薬物が血管の近くに移動するのにしばらく時間がかかるかもしれない。さらに，人の体調も重要な要素である。例えば，ショックは血流を減少させる。これは，負傷してショック状態にある人では，筋肉や皮下を経由した薬物の吸収はかなり遅くなる可能性があるということだ。

最後に，最も一般的であるが，吸収が一番遅い摂取経路は，**経口**摂取である。薬物が飲み込まれた後，まずそれは溶ける必要があり（錠剤の場合），そして小腸で吸収される前に胃を通過する。少量の薬物は，口腔内や胃でも吸収されるが，大部分は小腸で吸収される。薬物が小腸まで到達するのにかかる時間は，薬物吸収速度と人が薬効を感じるまでにかかる時間に影響する。

胃の内側は，薬物が血流に入るために好都合な広い表面を持つ大きな襞（ひだ）がある。しかしながら，胃の中は強い酸性であり，これが強いイオン化をもたらすため，乱用を目的として使用される薬物などのアルカリ性の薬物の吸収を遅らせる。そのため，我々が興味を持っている乱用薬物については，すべてが主として小腸で吸収されるので，胃を通過して小腸に到達するのにかかる時間が，吸収速度を決定する。もし，空の胃に薬物が摂取されれば，それが小腸まで達する時間は極めて速い。先に食事をしてからアルコールを飲んだ場合と比較して，何も食べずに飲む方が早く酔ってしまうのはこのためである。さらに，多量に飲酒しようとする人が飲む前に多量に食べて「胃の内壁を保護する（lining their stomach）」というのもこのためである。

小腸は，摂取した食べ物から栄養を吸収するのに特化した臓器である。表面積が非常に広く，そして血管の密度も高い。小腸の外の環境は，一方の端の弱酸性から他方の端の弱アルカリ性まで幅がある。そのため，薬物が酸性だろうが，アルカリ性だろうが，小腸のどこかから血流へ吸収される。

これまで述べたように，多くの要因が薬物が血流へ吸収される速度に影響を与える。一方で，吸収速度も薬理効果出現までの時間と，その強さへ影響を与える可能性がある。薬効を感じる時間の遅れと感じられる薬効の強さは，その薬物がどの程度，報酬（強化）となり，薬物が再び摂取される見込みに対して影響を与える可能性がある（第3章で詳述する）。いったん薬物が血流に入ったら，薬効を発現するためには，脳に到達しなければならないことを学んだ。それでは，次に，身体全体での薬物の動きを見てみよう。

体内分布

　薬物が血流に吸収されると，脳に到達するために体中を循環する必要がある。その道中，薬物の一部は，血流を離れて体の組織に取り込まれ，あるいは代謝（下記参照）され，減少した薬物が脳に到達し効果をもたらす。最終的に，残った薬物は脳に達し，血流から離れて脳内に結合し，薬理効果をもたらす。この薬物の過程を**分布**という。

　薬物が体中をめぐる道中には，多くの障壁を乗り越える。その障壁は，薬物の動きを遅くし，血流から薬物を徐々に取り除いていく。もし，薬物が血流から全く消失しないのであれば，それは，薬物は完全に体中に均等に分布し，2, 3分のうちには分布が起こるということを意味している。しかし，血管は薬物にとって様々な障壁となる細胞（ボックス2.1で示した特徴と同じ特性を持った）でできていて，脳などの身体の組織への流入を遅くさせている。

　これまで述べてきた吸収に影響を与える原則は，薬物が分布する程度や速度にも影響を与える。このように，薬物が血流から離れて身体の組織に入る速度もまた，脂肪への溶解けやすさ，分子の大きさ，分子のイオン化の程度や，血漿内や身体の組織内の既存の薬物濃度によって変化する。細胞膜を速く簡単に通過する薬物は最終的に身体全体に分布する。細胞膜を通過しにくい薬物は，均一に広くは分布しにくい。さらに，薬物は血流から出て，様々な身体組織に入るが，脳に到達する前には，薬理効果はほとんど，あるいは全く得られない。そのため，実質的には，元々，摂取された薬物よりも少ない量が脳に到達するという希釈が起こる。

　薬物が，最終的に脳に到達した時，**血液脳関門（blood-brain barrier）**と呼ばれるさらなる障壁が立ちはだかる。これは，脳内の毛細血管の内皮細胞から構成されている。血液脳関門は薬物が脳内に入るのを難しくしている。そして，これが実質的に化学物質やその他の異物に対する防御壁となっている。大きな分子を持つ薬物や，イオン化された薬物，そして脂溶性でない薬物は，この血液脳関門を通過するのが難しい（Range et al., 2007; White, 1991）。

　良い例として，ヘロインとモルヒネとの間の分布と作用の違いがある。この2つの薬物は様々な社会で長い乱用の歴史があるが，ヘロイン（ジアセチ

ルモルヒネ）は，モルヒネが化学的に操作された誘導体である。体内で，ヘロインはただちにモルヒネに代謝される。実質的には，ヘロインの効果とモルヒネの効果は区別できない。しかしながら，ヘロインは，モルヒネよりも脂溶性があるため，血液脳関門を早く簡単に通過でき，結果として強い効果をもたらす。実質的にヘロインは，ある意味ではモルヒネを包装したものでしかないのである。それにより，多くのモルヒネが血液脳関門を通過することになる。事実，ヘロインは，体内ではたったの1, 2分しか存在できないため，実際に人が経験しているのはモルヒネの作用そのものなのである。

　まとめると，薬物の血流への吸収速度は，摂取経路，薬物の化学的特徴，摂取部位の状態，個人の健康などの要因に影響を受ける。薬物は血流に乗り体内に分布し，細胞膜を通って拡散する。これらの細胞膜は身体の異なった部分間の障壁となり，外部からの物質と思われるものから身体を守っている。乱用物質の場合，重要となる障壁は，胃腸管の内層と血液脳関門である。これらの障壁を素早く簡単に通過するためには，薬物が脂溶性を持ち，イオン化されておらず，比較的小さな分子である必要がある（ボックス2.1を参照）。

　脳内に薬物が存在することで生じる薬理効果について述べる前に，次に，代謝と排泄という過程を経て，身体がどのようにして薬物を取り除き，薬理効果を消失させるかを見てみよう。

薬物除去（drug elimination）：代謝と排泄

　吸収と分布の過程は，薬物が摂取された部位から作用する部位まで運ばれることであった。そして，乱用物質の場合，その作用部位は脳である。薬物がどのような作用を引き起こすかを述べる前に，薬物に対する身体反応の最終段階，すなわち代謝と排泄という薬物を取り除く過程について説明しなくてはならない。

　身体は，薬物を取り除こうと活発に働く。もちろん，その機能がなければ，薬物の効果は無限である。この代謝と排泄という2つの過程は，どのように身体が薬物を**取り除いて**，その薬理効果を消失させるかを示す。代謝は，生体が薬物を分解し，除去しやすいようにすることを意味し，容易に排泄される産物を形成する体内の化学反応を含んでいる。作られた代謝産物（すなわち，薬物が代謝された時に産生される化学物質）は，それ自体が活性物質で

ある可能性もあれば（すなわち，元々の薬物と同様の薬理効果を脳内に引き起こすことができる），不活性物質である可能性もある（すなわち，認識できるような薬理効果を示さない）。排泄とは，薬物とその代謝産物を身体から除去することを意味している。

薬物排泄（drug excretion）

　身体が薬物を排泄する経路は多くある。これらの中には，肺から呼気の中へ，あるいは汗，唾液や尿など体液への排泄が含まれる。

　ガスの形態の薬物（例えば一酸化二窒素）は，身体が薬物を肺経由で排出する。肺から排出が行われるためには，吸収の時に起こったのと同じ過程（逆向きのものではあるが）が必要である。すなわち，同じ膜を通過する必要があり，前に述べたものと同じ要因が，その速度を決定する。

　息を吐くたびに，薬物は身体から排出される。薬物は，呼吸をする間に，粘膜を介した拡散の過程を経て体から排出される。薬物と代謝産物は血流を通して肺の細胞膜のところまで戻って来るが，膜の外側の薬物濃度はゼロであるので，薬物は細胞膜を通過して，息を吐くときに排泄される。すなわち，薬物は呼気と伴に失われる。そして，血液内に薬物が全くなくなるまで多くの薬物が血流から肺へ移動する。

　興味深いことに，有機溶剤やアルコールなどの薬物もまた，部分的には肺から排泄される。アルコールの約5～10%が呼気として肺から排泄される。これが，アルコールの呼気テストの基礎となっている。呼気アルコールテストは，呼気中のアルコール濃度を測定するためにこの化学的過程を利用している。呼気中と血液中のアルコール濃度が平衡状態であると想定すると，この測定によりおおよその血中アルコール濃度を評価することが可能である。

　体温において，ガスの形をとらない薬物は，肺から排泄されないため，体液から排泄される必要がある。体液には，唾液，汗，涙，鼻からの分泌液，尿，または母親では母乳（これは，乳児が母から授乳により薬物を摂取する可能性があることを意味するため非常に重要である）など多くの種類がある。それぞれの体液から排泄される薬物の量は，毎日産生され身体から失われるそれぞれの体液量に直接，影響を受けている。体液として最も失われる量が多いものは尿なので（我々は毎日約1リットルを産生している），多くの薬物

は尿によって排泄される。

　ほとんどの薬物は，腎臓で産生される尿の形で身体から外へ排泄される。腎臓の主な仕事の1つは，血液ろ過装置としての働きである。血液は，絶えず腎臓に入り，そこで，ある大きさの分子と化学物質はろ過される。そして，血液は，尿を形成する際に残された物質を，再び血液循環に再吸収する。非常に一般的な意味では，このろ過は，細胞膜を通して行われる（ここで再びボックス2.1の特徴を見返してほしい）。イオン化されていない，脂溶性のある薬物は簡単に循環に戻りやすく，一方，イオン化されていて，脂溶性でない薬物は血流に戻りにくい。結果として，イオン化された物質に**代謝されている薬物**が，最も身体から排泄されやすい。

薬物代謝（drug metabolism）

　薬物が代謝される過程は，身体が，外的な化学物質や毒物を除去する過程と多くの点で同じである。薬物が代謝される時には，薬物を新たな物質に変化させる多くの化学反応を経る。もしその新しい物質が不活性のものであれば，薬物の効果はそこで消失することになる。しかし，場合によっては，代謝産物そのものが活性物質であることもあり，元々の薬物に非常に近い薬理作用をもたらすものもある。例えば，ヘロイン（ジアセチルモルヒネ）の代謝物質の1つは，モルヒネである。そして，多くの長期作用型のベンゾジアゼピン系薬剤（例えばジアゼパム）は，元々の薬物の作用に非常に類似した作用をもつ代謝産物を作る。

　代謝は，身体の多くの器官で行われているが，最も重要なのは肝臓である。肝臓は，酵素が豊富にあり，この酵素が，薬物が新しい物質に変わるための化学反応を引き起こす。化学反応の1つの例として，酵素は，薬物が他の分子（例えばアミノ酸）と結合するのを助け，低い脂溶性を持ち強くイオン化された不活性な薬物を作る。このような形で，最終的な産物（あるいは代謝産物）は，腎臓から簡単に排泄できるようになる。

　この代謝と排泄の両方の過程は，身体が薬物，または外的な物質あるいは不要な物質と考えられるものを取り除こうとする身体の試みを表している。そのため，肝臓と腎臓の状態と機能が，薬物の効率的な除去のために重要で

ある。アルコールの長期乱用の結果の1つには，肝機能障害がある。そして，アルコール乱用者は，彼らの肝臓が適切に機能していないとしたら，アルコールが体内から抜けるのにより長い時間がかかるようになったことに気がつくであろう。同様に，高齢者では，若い人と同じくらいの早さでは薬物を代謝できない。そのため，処方を行う場合にはこのことを考慮する必要がある。

　薬物は，身体から簡単に排泄される物質に作り変えられる必要がある。例えば，脂溶性，またはイオン化されていない薬物は，腎臓からろ過されやすくするために水溶性でイオン化された形に作り変えられる必要がある。そうして，代謝と排泄が薬物の作用を消失させ，薬物を身体から取り除く。

◉ 時間効果と用量効果との関係

　これまで，薬物のその作用部位での量の時間的変化を述べてきた。すなわち，吸収と分布により量は増加し，そして代謝と排泄により減少する。薬物がその作用を失い体外に出るまでにかかる時間の長さは，薬物の特性，摂取される時の形態，摂取経路，身体の健康状態と機能などの多くの要因により左右される。身体が薬理作用を持続している時間に影響を与える多くの要因があるものの，ここでは，代謝と個人の多様性の側面に絞って議論する。

代謝と排泄の薬物濃度に与える経時的な役割

　薬物濃度が上昇したり，減少したりする速度は，経時的に変化する。まず始めは，細胞膜の両側での薬物濃度の差異が大きいため吸収はとても急速である。速度はその後，薬物濃度の差が小さくなるにつれて徐々にゆっくりとなる。そして，より多くの薬物が血液中に存在するようになる。

　同様に，代謝と排泄も体内の薬物濃度が高い時には，急速に行われ，その後，薬物が除去されるにつれ次第にゆっくりとなる。代謝が初めの方がより速いのは，単純に，薬物分子が体内により多く存在しているからである。排泄も吸収と同じ理由で早くなる。すなわち，腎臓の膜の両側での薬物濃度の違いが大きいからである。

　しかしこれには例外があり，アルコールのような薬物は，同じ速度で代謝される。これらの薬物は，代謝されるために特別な酵素を必要としているの

であるが，酵素の利用には限りがある。そこで，一度に代謝できる薬物の量は限られるため，多量の薬物を身体から取り除くには時間がかかる。アルコールがこの最も良い例である。およそ90％のアルコールが，肝臓における化学反応によって代謝される。しかし，その化学反応には，**アルコール脱水素酵素**と呼ばれる特殊な酵素が必要である。人間は，1時間にアルコール1単位（およそアルコール純換算で8グラム（訳注：日本においては1単位アルコール純換算で10グラムとすることが多く，このとき1単位を1ドリンクと呼ぶことが多い）を代謝するために必要な酵素を十分に産生することができる。結果として，血液内のアルコール濃度は直線的に減少していく。これは，人間が代謝できるアルコールは，1時間におよそ1単位だけであることを意味しているため，もし1時間の内に1単位以上の飲酒をしたのなら，酩酊が次第に強くなることを意味している。アルコールを飲んだ後にコーヒーを飲む，あるいは食事をすれば，より早く酔いが覚めるということは，都市伝説でしかない。しらふに戻るためにできる唯一のことは，待つことだけである。

　吸収，分布，除去はそれぞれ個別に行われるわけではない。いったん薬物が摂取されると，すぐにこれらすべての過程が作動し始め，同時に働き続ける。その結果，作用部位での薬物血中濃度は変動し続ける。摂取される薬物の量を増やすと作用部位での薬物濃度を上昇させるばかりではなく，薬物が代謝される時間が長くなり（これは酵素の利用が限られているため），また排泄される時間も長くなる（これは身体が生産する体液が限られるため）ために，体内に薬が留まる時間を長くさせる。

個人の特性が薬物の継時的濃度に与える役割

　これまでみてきた過程は，すべての人に共通することではあるが，それでも異なる個人の薬物に対する反応には重要な違いもある。体重，性別，年齢，健康状態，遺伝的素因などの個別にみられる違いは薬物が体内に存在する時間経過とその効果の強さに影響を与える。

　薬物は体中に分布するため，体内の薬物濃度（同様に作用部位での薬物濃度）は，体液の総量により決まる。体液量が大きくなればなるほど，薬物濃度は低くなる。小さなコップの水に砂糖を溶かした方が，大きなコップの水に砂糖を溶かした方よりも甘くなるのと全く同様に，ある特定の量の薬物は，

ある個人に対してその人の体液量に応じて異なる影響をもたらす。例えば，平均的な体格の女性は，平均的な男性よりもある特定の量の薬物から高い薬物血中濃度を得ることになる。さらに言うと，女性は男性と違った身体の構成をしており，平均的に，男性よりも少ない量の水分とより多くの脂肪を持つ。水分比率が小さいということは作用部位での高い血中濃度とその結果強い薬理効果を持つということを意味している。このことはアルコールの場合によくわかる。同じ量のアルコールから女性は，同じ体重の男性と比較してより高いアルコールの血中濃度を持つ。

年齢は，薬物の強さと時間的変化に影響を与えるもう1つの要素である。若すぎても高齢でありすぎても，その他の年齢層の人と比べて代謝と排泄の力は低くなる。そのため，同じ薬物量でも，若年者や高齢者は，脳内の薬物濃度が高くなり，そしてより長い期間，薬物が脳内に残ることになる。

我々の遺伝子構造の違いもまた重要な役割を持っている。個人の遺伝的構造は，タンパク構造として表され，様々な形で薬物の作用に影響を与えている。特定の人たちは，ある薬物に対して通常みられないような反応を起こし，実際に摂取した量以上の薬物を摂取したかのような行動を取ることが今まで観察されてきた。遺伝子構造の違いの中でも強い影響力があるのは，ある種の薬物の代謝に必要な酵素の量が欠損していたり，減少していたりすることである。

[科学的に考えよう]

遺伝学とアディクション

我々の遺伝子構造は，薬物への反応の仕方に影響をあたえる。この反応の違いは，遺伝的に決定された我々の生理学上の差異の結果として生じる。それは例えば，薬物の正の効果あるいは負の効果への感受性が高くなることを意味している。この遺伝的要因が，アルコール依存症へのなりやすさに関して重要な役割を果たしていることが研究により示されつつある。一卵性双生児と二卵性双生児との比較研究は，共通の遺伝子を持つ場合にはおよそ50％の依存症になるリスクがあると示唆された（Brewer and Potenza, 2008, Prescott and Kendler, 1999）。単純に言えば，アルコール依存症の家族歴があれば，アルコール依存症となるより高いリスクを持つ

と考えてよい。重要なのは，この素因は遺伝的要因だけが依存症を引き起こしていることを意味していないことである。依存症になるには，さらにアルコールが入手可能であってそれを飲み，乱用というくらいに飲み続けることが必要である。このように，遺伝子研究においては，依存症の原因を突き止めるというよりも，依存症を進行させるリスク因子を同定しようとすることに焦点が当てられている。依存症を進行させる複雑な要因の大きな部分は，やはり環境要因である。

　アルコールが1つの例である。アルコールは，まず初めに，アセトアルデヒドに代謝され（アルコール脱水素酵素と呼ばれる酵素により），それから酢酸に代謝され（アセトアルデヒド脱水素酵素と呼ばれる他の酵素により），そして体外に尿として排泄される。アセトアルデヒドは，吐き気と顔面の紅潮を引き起こすが，すぐに尿から排泄されるので体内循環に戻るものはほとんどない。しかし，アジアの人々の約50％は，このアセトアルデヒドを代謝する酵素が不足している（Rang et al., 2007; White, 1991）。結果として，アルコールを摂取すると，顔面の紅潮と吐き気そして強いアルコールの効果を経験することになる。これが，多量に飲酒することを阻止したり，あるいは全く飲まなくさせる。

　これまで薬物がどのように作用部位に到達するか，どのような要因が到達する薬物量に影響するのか，どのように身体が薬物を排泄し薬効を消失させるのかについて述べてきた。我々が最も興味の対象としている乱用物質では，脳が最も重要な作用部位である。それでは，いよいよ次に，薬物が脳にどのような作用をもたらすのか，そして時間の経過の中で脳がどのように薬物の存在に対して反応するのかに焦点を当ててみよう。

薬物と中枢神経系

神経伝達の原則

　脳は多くの異なった細胞により構成されており，最も重要なのは神経細胞

すなわち**ニューロン**（neurons）である。ニューロンは2つの働きをする特別な細胞である。1つ目は，他のニューロンから情報を受け取ること。2つ目は，その情報を他のニューロンに伝え，脳全体に情報を伝え続けることである。

　ニューロンは，お互いに道路や電話回線のように繋がっていて，情報を脳全体に送っていると考えられている。それらの道路あるいは通り道は，それらがやり取りしている情報と横切っている脳の部分に限定している傾向がある。例えば，大脳辺縁系と呼ばれる脳の部分は，感情に特化している。もし大脳辺縁系を特定の方法で活性化したなら，人は幸福と感じる。この辺縁系を通過しているニューロンの通り道は，しばしば**報酬回路**と呼ばれる。もしこの報酬回路を情報が通過すると，人は幸福を感じ，陶酔を感じる。すべての乱用される薬物が，この報酬系を活性化する。次に，より詳しくこの報酬系についてみてみよう。

　このニューロンを通じて送られる情報は実際に，**活動電位**（action potential）と呼ばれる電気的なメッセージである。しかし，ニューロンは，直接つながっているわけではなく，その間には，**シナプス**（synapse）と呼ばれる小さな隙間が存在している。シナプスを通して情報を伝達するために，電気的なメッセージが化学物質に伝えられる。ニューロン間のコミュニケーションは，シナプス間で化学的な方法を介して行われる。すなわちニューロンが，次のニューロンの活性に影響を与える化学的メッセンジャー（あるいは神経伝達物質）を送り出す。

　乱用薬物の多くは，シナプスにおける神経伝達物質に影響を与えるよう前シナプスで作用するか，あるいは，後シナプスにある受容体の機能を変化させるかのどちらかである。本質的に，**神経伝達**（neurotransmission）とは，シナプスを通じて1つのニューロンからもう1つのニューロンに情報を伝える過程のことである。その過程を単純化した概観を図2.2で示している。依存薬物はこの神経伝達の過程におけるどの経路においても影響を与える可能性がある。

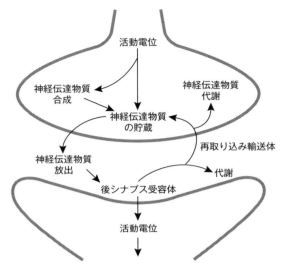

図 2.2　神経伝達の原理

　これまで述べてきたように，隣接した神経細胞が連絡しあう部分はシナプスと呼ばれる。情報（活動電位という形で）が到達した時に，ニューロンは，それまで生成し蓄積していた神経伝達物質を放出する。活動電位により十分に活性化されると，神経伝達物質がシナプスに放出される。ここから多くのことが起こる。放出された神経伝達物質のいくらかは，隣接するニューロンの受容体に結合し，ニューロンを活性化する。また，神経伝達物質のいくらかは，シナプスの酵素により代謝され，身体から排泄される。あるいは，放出された神経伝達物質のいくらかは，**神経伝達物質輸送体**（neurotransmitter transporter）により元の前シナプス内に再び取り込まれ，次の利用のために蓄えられる。

　隣接するニューロンを活性化するためには，神経伝達物質は，隣接する神経細胞に結合する必要がある。そして，この結合が，細胞の活性化に影響を与える生物化学的機構を引き起こすことになる。神経伝達物質は，受容体と呼ばれる特殊な分子に結合することでこれを達成する。受容体が活性化されると，それが細胞を活性化する。そうすることで，情報が1つの神経細胞から他の神経細胞へ伝わる。

神経伝達物質と受容体との化学的な結合は，比較的弱く，一時的なものである。多くの人は，これを「鍵」と「鍵穴」に例える。受容体は，「鍵穴」である。一方，神経伝達物質は鍵として働く。もし，正しい鍵（神経伝達物質）が，正しい鍵穴（受容体）に結合すれば，ニューロンは活性化されることになる。進化の結果，我々の脳には多くの異なる受容体が存在する。それらの受容体は，生来的に脳内に存在する神経伝達物質を受け入れるように設計されている。しかしながら，乱用薬物はこれらの内在する神経伝達物質を模倣しており，受容体に結合し，そして「鍵を開ける」のである。

　ある薬物は，受容体に結合し，ニューロンにスイッチを入れる（すなわち，「鍵を開け」，活性化する）。この種類の薬物は**作動薬（アゴニスト：agonists）**と呼ばれる。1つの受容体に，必ず少なくとも1つのアゴニストとして作用する化合物（内因性神経伝達物質）が存在する一方で，人工的なアゴニストとして作用することができる多くの薬物が存在する可能性がある。薬物の作用の強さは，アゴニストにより占拠され活性化される受容体の数と関連している。

　他の種類の薬物は受容体に結合して，アゴニストが受容体に結合して活性化するのを防ぐ（すなわち，この薬物は鍵穴に合うのだが，細胞を活性化させない）。この種類の薬物は，**遮断薬（アンタゴニスト：antagonists）**と呼ばれている。「薬物阻害」物質として考えられる遮断薬は，時に薬物依存症の治療薬として用いられることがある（第6章参照）。

モノアミン：アディクションを理解するために重要な神経伝達物質

　我々の脳内には，多くの種類の内因性神経伝達物質が存在する。それは，あまりに多いため，本章で詳しく記述することはできない。しかしながら，薬物作用と嗜癖の生物学や薬物だけではなく喜びを感じさせるその他のアディクション（ギャンブルなどの）にも共通した作用を理解するために非常に重要な3つの神経伝達物質がある。それらは**モノアミン（monoamines）**であり，認知，感情そして行動に関わる脳の部分で作動している神経伝達物質である。

　アディクションを理解するために重要な3つのモノアミン神経伝達物質は，ドパミン，セロトニンそしてノルアドレナリンである。私たちの気分は，

これらのモノアミンの影響を受けており，これらの神経伝達物質の機能の変化とうつや不安などの障害との間には関連がある．実際に，シナプスにこれらの神経伝達物質を増やす医薬品が，うつ病の主要な医学的治療法である（例えば，シナプスにセロトニンの量を増やすプロザックやその他の抗うつ剤）．

これらの神経伝達物質により活性化される脳内構造，すなわち神経経路は，脳幹から始まり，思考，認知，記憶，運動などの過程に関与する大脳皮質に広く投射している．図2.3にモノアミン神経伝達物質のそれぞれ異なる機能についてまとめた．モノアミンは気分，感情調節，記憶と思考パターン，睡眠調節，摂食行動，体温調節において重要である．依存性薬物は，これらの神経伝達物質を模倣し，関連する神経経路を活性化することができる．そのため，依存性薬物の主要な作用の多くは，このモノアミンの活性化により説明することができる．

すべての依存薬物の重要な共通点は，報酬系においてドパミンを放出することである（次の［科学的に考えよう］を参照）．この辺縁系を通過する報酬系回路の活性化は，喜びをもたらすことで行動を強化する（第3章参照）．報酬系回路は，ギャンブルや摂食障害などのすべてのアディクションにおいて活性化が起こり得る．

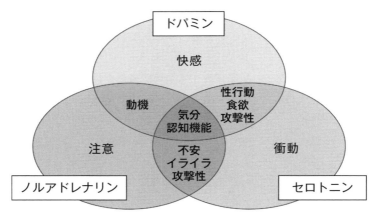

図2.3　モノアミン神経伝達物質に関連した機能

[科学的に考えよう] → 報酬系回路（reward pathway）

　誰しもが，報酬を伴う行動，言い換えると，我々に喜びの感情をもたらす行動に携わっている。これらの喜びの感情は，正の強化をもたらすので，同じ行動を繰り返したいと思う。食事を摂ったり，水を飲んだり，子どもを作るなどする時に心地よく感じることは，我々の生存のために非常に有用なことである。

　脳はいくつかの異なる領域に分けられており，それぞれ異なった機能に対しての役割を担っている。いわゆる報酬系回路は，脳の中心に位置し，行動や薬物により活性化された時に喜びの感情をもたらし，行動を繰り返したいという動機を高める。嗜癖化するギャンブルなどの行動や薬物は，直接，脳内報酬系回路を活性化し，強い喜びの感情をもたらす。かなり簡略化した脳内報酬系の図を図2.4で示している。ここでは，ドパミンで活性化されるニューロンの通り道を示している。腹側被蓋野から始まり，辺縁系の側坐核を通過し，前頭前皮質まで投射している。摂食行動，ギャンブル，あるいは薬物摂取は腹側被蓋野においてドパミンの放出をもたらす。そして，報酬系回路を活性化させ，感情，運動，認知，動機と喜びに影響を与える。

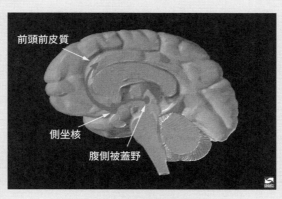

図2.4　報酬系回路

この図は，NIDA website より掲載。
'The neurobiology of Drug Addiction' teaching packet, published on the NIDA website: http://www.drug abuse.gov/pubs/teaching/Teaching2/Teaching3.html

ここまで、薬物を摂取した時に何が起こるのか、どのように脳まで運ばれ、どのように、感情、思考そして行動に影響を与えるのかについて述べてきた。次に、薬物乱用と薬物依存がこれらの生物学的原則からどのように説明されるかを見ていく必要がある。

👁 繰り返し薬物を摂取した後には何が起こるのか？耐性、離脱症候群そして身体依存について

薬物耐性（drug tolerance）

我々の脳は、常にバランスを保とうとし、「普通」と感じるように努めている。いくつかの点で、脳は、我々が通常通り行動し、通常通りに感じるように常に適応と機能的な変化をしていると考えることができる。この過程を**恒常性**（homeostasis）という。脳内における恒常性について語る場合には、我々は、**神経適応**（neuroadaptation）という言葉を用いる。

我々が依存薬物を使用した時、脳内の機能に変化を与えてしまう。いわば、「バランス」を崩してしまうのである。結果として、脳は薬物の効果を最小限にするように適応しようとし、通常の機能を取り戻そうとする。頻回に薬物を使用した場合、薬物がある状態でバランスが取れるように脳は適応しようとするであろう。しかしながら、もしその後、薬物摂取を止めたとしたら、脳はバランスが取れなくなり、「再適応」するにはある程度の期間が必要となる。精神薬理学において、我々はこれらの過程を耐性そして薬物への身体依存と呼んでいる。

薬物が繰り返し摂取された場合、その都度、薬理効果は減弱するであろう。これは、**耐性**と言われる現象である。薬物のある特定の量で作用の減弱が生じた場合に、耐性ができたということができる。元々の薬理作用の強さを得るためには、摂取量を増やし続ける必要がある。もし、あなたが、常用飲酒者が他のあまり飲まない人よりもより多く飲酒できることに気がついたことがあるなら、あなたは、薬物耐性の結果を目撃したということになる。

耐性は、繰り返し摂取すれば、ほとんどすべての乱用薬物に対して起こりえる。しかしながら、耐性は、薬物のすべての**作用**に同じ速度と程度では形成されない。興味深いことに、耐性はしばしば、どちらかというと不快な作用（例えば吐き気など）に対して形成される。1つの作用に対してはすぐに

耐性が形成されるが，その他の作用に対しては，耐性形成がゆっくりであるか，あるいは全く起こらないこともある。例えば，ヘロインを注射した時に吐き気に対しては極めて急速に耐性ができるが，同じくヘロインの作用である便秘や，縮瞳に対しての耐性は全く形成されないかもしれない。

　もし，耐性が１つの薬物に形成されるなら，同種の薬物に分類されるすべての薬物に対して耐性が形成されるであろう。例えば，ヘロインに対する耐性形成は，その他のモルヒネ，コデイン，メサドンなどのオピオイド系薬物に対しても耐性が形成されたと考えられる。これは，**交差耐性**（cross-tolerance）として知られており，この現象は，身体依存の医学的治療を考える上でとても有用である（第６章を参照）。

　耐性は，薬物使用とアディクションを理解する上での重要な意味を含んでいる。最も明白なのは，乱用者は，同様の効果を得るためには，常に量を増やし続けなければいけないということである。例えば，ヘロインの場合，常用者は日に５回も注射が必要となり，当初使用していた頃と比べてより多くの量を注射する必要がある。一方で，常用者ではない人は，同じ効果を得るためには，ずっと少ない量を一日１，２回注射することで十分である。

　一度，強い耐性が形成されてしまうと，最初に比べてより頻回でより多量の薬物摂取が必要になり，元のように減らすことは大変困難である。もし耐性がないのであれば，使用している薬物を減らしながら，最終的に完全に薬物を止めることがはるかに簡単である。

　薬物の作用は，脳内に到達した薬物量と，脳内に到達した時の働きにより決定される。耐性は，そのうちどちらか，または両方の過程の変化によって起こる。１つのタイプの耐性は，**代謝性耐性**（metabolic tolerance），あるいは**薬物動態的耐性**（pharmacokinetic tolerance）と呼ばれるものである。時間が経過すると，身体が薬物を代謝する速度は速くなっていく。この種類の耐性は，耐性形成のごく一部分しか説明していない。代謝性耐性の最もよい例は，アルコールであろう。時間をかけて，アルコールを代謝する肝臓の酵素の量は増加する。そして，これはアルコールがより早く代謝されるようになることを意味している。例えば，飲酒をほとんどしない人は，平均して１時間で約１単位（およそ純アルコール８グラム）を代謝する。一方，多量飲酒者は，１時間でほぼ２倍の量を代謝することができる（Begg, 2001;

White, 1991)。先に述べたように，継続的に飲酒を続けることは肝機能障害を引き起こすため，最終的に依存を形成した飲酒者において，この耐性の効果は最終的に打ち消されることになる。

2つ目の，より重要な耐性の種類は，**組織耐性**（cellular tolerance），あるいは**薬物力学的耐性**（pharmacodynamics tolerance）である。これは，受容体の数，受容体の機能，また後シナプス神経細胞の反応における変化の結果として起きる。本質的に組織耐性は，恒常性機能を活性化することにより脳が通常の状態を求めようとする試みを表している。

薬物耐性のまとめ
- 耐性は，ある薬物が特定の量を投与された時に得られる作用が減弱し，当初の作用を得るためにより多くの用量が必要になることで示される
- 耐性は，いくつかの機序により形成される
  A）耐性の多くは，組織耐性で説明される。これは受容体の機能変化，恒常性機能の亢進ないしは，神経細胞の反応の変化の結果起こる
  B）もう一つは，代謝性耐性である。慢性的な薬物使用により，代謝速度が早められることによる
- 交差耐性：ある1つの薬物への耐性が，他の同種の薬物の作用も減弱させること
- 耐性は，薬理作用のそれぞれ違う作用に対して異なる速度で形成される
- 一度形成されたとしても，永遠に継続される訳ではない。断薬期間は薬物への耐性レベルを減らし得る

耐性と身体依存は密接に関係している。次に，身体依存の考え方についてみてみよう。

薬物離脱症候群（drug withdrawal syndrome）

人が長期にわたって薬物を使用してきたならば，そう簡単には止めることはできない。薬物が身体から抜けていくたびに，不快な徴候と症状が始まる。このセクションのはじめで述べたように，薬物が存在している間に脳は「バランス」を獲得し，「通常」の状態と感じられるように時間をかけて適応する。この過程が神経適応である。

薬物耐性を形成した人の場合，薬物の効果が身体から抜けていく時には，数時間から数日，そして数週間も続く可能性のある非常に不快な症状を感じることになる。憂うつになったり，痛み，吐き気，そしてインフルエン

ザのような症状を感じる人もいる。これらの不快な徴候や症状は，生理的なシステムの混乱を表しており，**身体離脱症候群**（physical withdrawal syndrome）といわれる。

　薬物を止めた時，あるいは，血中濃度がかなり低下した時に，離脱症状が起きたとしたら，その人は**身体的に依存**しているということになる。離脱症状は，薬物を摂取することですぐに消すことができる。これは，薬物を使い続けようとする動機を起こさせるものとなるという理由で，非常に重要な概念である。薬物摂取は，この不快感をすぐに消失させるということを我々はすぐに学習する（第3章の「**負の強化**（negative reinforcement）」を参照）。

　本書の残りの部分で述べるが，薬物使用に対する強迫的な欲求（すなわち精神依存）がなくても，薬物に対する身体的依存は起こり得る。例えば，あなたが外科的な手術後に痛みを緩和するためにモルヒネが処方されたとする。モルヒネに対する身体的な依存状態となり，薬物が止められた後に，短期間，インフルエンザ様の症状を体験するかもしれない。しかしながら，あなたは，必ずしもモルヒネを購入して使用したいとは思わないだろう。さらに，身体的な依存（すなわち離脱症状を経験すること）は，断薬後，比較的短期間である。薬物によっては，断薬後の身体依存は，一般的に急速に消失するだろう（薬によって数日から数週）。しかしながら，精神依存は，非常に長期間継続し，十分に身体依存が消失した後でさえも，多くの人が**薬物渇望**（craving）を経験し，結果として再発してしまう。

　離脱症状は，神経適応から考えて妥当な結果を表している。すなわち，継続的な薬物の存在の結果として得られたバランスと恒常性は，薬物がもはや存在しない状況下においては，今度は「アンバランス」と機能不全をもたらすのである。したがって，離脱症候群の徴候と症状は，常に薬物がもたらす作用とは反対である。例えば，ヘロインにより，多幸感や便秘そして縮瞳が起こるとすれば，離脱症状は，抑うつ気分や下痢そして散瞳が起こると考えられる。

　離脱症状の重症度とそれが経験される期間は，多くの要因が決定している。1つは**薬物の使用パターン**である。身体依存が形成されるためには，十分な量が長期にわたって身体に存在する必要がある。例えば，ヘロインの作用は3から6時間である。もし，一日に4回ヘロインを使用したとすると，脳内に常にヘロインが存在するため，耐性はかなり急速に形成されると考えられる。

2つ目の要因は，消費される薬物の量である。通常使用される量が多ければ多いほど，離脱症状も大きなものとなり，身体依存も大きくなる。3つ目の要因は**薬物使用の期間**である。長く使用していればいるほど，離脱症状は強くなる。

離脱症状の強さに影響を与えるもう1つの重要な要因は，薬物そのものの性質に関するものである。一般的に1回の薬物投与による作用が長ければ長いほど，離脱症状は弱く，しかし長期に持続する。精神薬理学では，**半減期（half-life）**と呼ばれているものである。これは薬物を半分除去するのにかかる時間を表している。おおざっぱに言えば，半減期は，薬物の除去（すなわち，代謝と排泄）にかかる時間，薬理効果を感じることができる期間，そして離脱症候群を避けるために必要な次の薬物投与までの時間間隔などについて我々に示してくれる（Begg, 2001; White, 1991）。離脱症候群の強さや重症度は，薬物の半減期に**反比例**している。すなわち，薬物の半減期が短ければ短いほど，離脱症候群はより強い。離脱症候群の継続期間は，それが数時間，数日，あるいは数週であろうが，直接薬物の半減期に**比例**している。すなわち，薬物半減期が短ければ短いほど，離脱症候群も短期間である。

これらの薬物の耐性と離脱症状の特徴は，第6章で取り上げる薬物依存症の医学的な管理を議論する時に非常に重要である。さて，この章を終えるにあたり，これまでこの章で述べてきた概念に関連したいくつかの特定の依存薬物について簡単に見てみよう。

身体依存のまとめ

　ほとんどの乱用薬物が，その中枢を活性化する効果があるため乱用される。多くの乱用薬物に共通する要因には次のようなものが挙げられる。
▶ 急速で効率的に脳に運ばれること
▶ 薬剤の存在に関連した精神作用性
▶ 報酬系回路におけるドパミン放出
▶ 神経適応と耐性の形成
▶ 継続的な薬物使用の中断による離脱症候群の形成

　持続的な薬物への暴露の後，特にかなりの神経適応がある時には，薬物の中断は，とても不快で時には致命的になるほどの強い徴候と症状を引き起こす。

　離脱症候群は，薬物が引き起こした神経適応と矛盾しない結果であり，薬物の中断後数日から数週にわたって持続する可能性がある。

一般的に，これらの症状は，薬物使用者によって当初求められた薬理作用とは逆のものである。
　症状は命を脅かすほど強く，不快なものであるため，薬物を再び摂取する強い動機となる
　離脱症候群の強さや特徴は，薬物半減期により説明できる。
▶ 半減期が短ければ短いほど，離脱症候群は強くなる
▶ 半減期が短ければ短いほど，離脱症候群の継続期間は短くなる
　薬物の身体的依存は，薬物への耐性と身体離脱症候群で特徴づけられる。
　薬物の精神依存は，薬物からもたらされる正の報酬効果と耐性と離脱症状の結果として起こる強迫性と渇望で特徴づけられる。

いくつかの依存薬物の生物学的作用と身体依存

　この章の最後のセクションでは，よくみられる乱用薬物のいくつかを簡単に説明する。このセクションは，これらの薬物の作用や効果について包括的，あるいは冗長に詳述するのではなく，この章で示した概念のいくつかを再確認する機会となるようにしている。

ニコチン

　タバコは数千もの化学物質を含んでおり，その1つがニコチンである。繰り返しタバコを吸いたいと思うようになるのは，多くはこのニコチンという化学物質のためである。ニコチンはタバコを喫煙する形で，血流に入る。ニコチンは，口腔粘膜（パイプタバコや葉巻の場合のように）や，鼻腔粘膜（かぎタバコの場合のように）を通って血流に入ることもできる。ニコチンは受容体に作用して，中枢神経を刺激し，覚醒作用，気分改善，集中と反応時間の増加，食欲の抑制，心拍数の増加などの作用をもたらす。ニコチンの半減期は，およそ2, 3時間であり，喫煙してから通常6から9時間体内に残存する。
　ニコチンの作用の多くに対して急速に耐性が形成されるが，初心者においてしばしば経験される吐き気，嘔吐，不快感（すなわち不安，抑うつ気分）などにおいて特に顕著である。身体依存が形成された喫煙者においては，落ち着きのなさ，焦燥感，傾眠感，不眠，混乱，集中困難，体重増加などの離脱症候群の徴候が見られる。離脱症状は，最後に喫煙してから24から48時

間後に最も強くなり，そして2, 3週間かけて徐々に消失していく。

アルコール

　アルコール（エタノール）は脳の細胞膜に作用し，一般的に中枢神経の抑制薬として考えられている（少量摂取では，主に脱抑制による覚醒作用も見られるのだが）。エタノールは，口腔，胃，小腸，大腸で吸収されるが，小腸から最も急速に吸収される。よって，アルコールの最高血中濃度と作用時間は，アルコールが胃を通過して小腸に達する速度により決定される。食事を摂った後，固形の食物は，ある一定時間胃にとどまるため，アルコールが小腸に移動する時間を遅らせる。その結果，満腹の状態でアルコールが摂取された場合は，胃に何もない状態で摂取された場合と比べて吸収がより遅くなる。炭酸塩は，アルコールの胃の通過を加速させるため，シャンパンやコーラ，レモネードなどの炭酸飲料と混合されたアルコール飲料は，アルコールの吸収を増加させる。

　アルコールの代謝は，主に肝臓で行われ，人は1時間におよそ1単位のアルコール（習慣飲酒者ではもう少し増えるが）を代謝することができる。代謝には2つの段階がある。まず初めは，アルコールがアルコール脱水素酵素によりアセトアルデヒドに変化し，次の段階では，アセトアルデヒドがアルデヒド脱水素酵素により，酢酸に変化し，最終的に尿から排泄される。

　アルコールの作用は，大変幅広い。アルコールにより騒いだり活発になったりする人もいれば，一方，静かに内省的になる人もいる。そのような反応は，アルコールが摂取される状況や，その時の心理的な状態にも影響を受ける。低い血中濃度では，アルコールは運動や認知機能をわずかに障害するだけであり，能弁になりリラックスすることができる。アルコール血中濃度が増すにつれて，慎重さが減り，社交的になり，認知と運動機能に障害がみられるようになる。さらに，鎮静，不明瞭な発語，動作のぎこちなさ，知能や運動の顕著な障害が認められ，ついには意識低下や意識消失まで来す場合もある。血中濃度が非常に高くなれば，身体機能は崩壊し，死亡することもある。急性中毒が強ければ，気分は悲しみから怒り，怒りから幸せというように特に何の理由もなしに急速に変化する。血中エタノール濃度とその作用との関係は非常に変化しやすく，ある濃度のアルコールでも血中濃度が上昇し

ている時は，血中濃度が一定，あるいは減少している時よりも，より強い作用をもたらす。

　アルコールには，中枢神経系の過興奮により特徴づけられる明確な離脱症状がある。一般的な症状には，吐き気，嘔吐，発汗，発熱があり，これらは24時間継続する場合がある。より深刻な離脱症状としては，振戦やけいれんがあり，このけいれんは，大発作てんかんに非常に似ている。**振戦せん妄（delirium tremens）**といわれる状態では，混乱，焦燥感，攻撃性などが認められる。重篤な併存症がない場合には，離脱症候群は，通常は限定された経過をたどり，通常数日で軽快する。しかしながら，身体依存が非常に強い人においては，離脱症候群は，致命的になり得ることがあり，医学的な治療を要する。

オピオイド

　オピオイドとは，モルヒネ様の症状を来す種類の薬物である。あへんは，けし（papaver somniferum）の樹液から抽出されたものである。この薬物は数千年もの間，社交と医学的な目的に利用されてきた。すなわち，陶酔感と鎮痛と睡眠をもたらし，咳や下痢を抑制する。モルヒネやコデインなどのオピオイドはケシから抽出される，一方，ヘロイン（ジアモルフィン）はモルヒネあるいはコデインから化学的な過程を経て生成される。メサドンやペチジンなど他のオピオイドは，人工的に合成されたものである。これらは，あへんやモルヒネと異なった化学構造を持つが，同様の薬理作用を持っている。ここでは説明を簡潔にするために，ヘロインに限定して説明する。しかしながら，ヘロインの作用の多くの特徴は，耐性形成と離脱症状を含めて，その他のオピオイドすべてに類似している。

　ヘロインは，1898年に医学的な治療薬として開発された。しかしながら，その強い報酬効果のために，すぐに医療目的以外で使用されるようになった。そして，その乱用は今や世界中に広がっている。最も一般的な摂取経路は，静脈内注射である。一方で，タバコに混ぜて喫煙したり，ヘロインを熱して蒸気を吸入する（チェイシングドラゴンと呼ばれる）経路もよく使われる。

　ヘロインの半減期は約3から6時間である。陶酔感と喜びの感情をもたらし，脳内の報酬系回路に作用することで強力な強化子となる。ヘロインを注

射すると，薬物は血液循環に入り急速に脳内に達する。いったん脳内に入ると，ヘロインは，モルヒネに代謝される。モルヒネは，オピオイド受容体に結合し，報酬系回路内でのドパミン放出を促進する。

　ヘロインの薬理学的な作用のほとんど（例えば，鎮痛，陶酔感，呼吸抑制など）に対してかなり急速に耐性が形成される。しかし，その他の（例えば便秘や縮瞳など）作用に対しての耐性形成はあったとしても緩徐である。長期間の薬物使用者は，無痛感を得るために必要な通常量の50倍もの量をあまり強い呼吸抑制を起こさずに，摂取することができるが，便秘と縮瞳は顕著に認められる。ヘロインとその他のオピオイドへの身体依存はかなり急速に形成される。離脱症状は，薬物作用が消失する時（すなわち，摂取からおよそ6時間後）から出現し始め，約2日後にピークに達する。初期の離脱症状には，強い薬物渇望と悲しみがある。過度の発汗，流涙と鼻汁，そして頻回なあくびが出現する。離脱症状のピーク時には，寒気と落ち着きのなさ，体中の痛み，鳥肌，筋けいれん，嘔吐そして下痢などが認められる。ヘロインの離脱症状は致命的にはならないが，非常に不快なものである。一般的には，離脱症状は，断薬後から2，3日でやわらぐ。

精神賦活薬：コカインとアンフェタミン

　精神賦活薬（psychostimulants）は，カフェイン，コカイン（塩酸コカイン），クラック（コカインフリーベース），アンフェタミン，メタンフェタミン，エクスタシー（MDMA: methyl-dioxy-methamphetamine）などの中枢神経系を刺激する薬物を示す。これらの薬物は，化学構造，半減期，作用の強さなどにおいて違いがあるが，多くの共通する特徴を持つ。一般的に，精神賦活薬は，覚醒作用，倦怠感の減少，陶酔感，高揚気分，心拍数の上昇，血圧上昇，散瞳，体温上昇，食欲低下，そして，集中の持続などの認知面での短期的な改善作用を有している（Cruickshank and Dyer, 2009; Cruickshank et al., 2008）。高用量になると，焦燥感，不整脈や頻脈，高血圧，そして痙攣を来す場合もある。高用量の精神賦活薬を使用することの危険性の1つは，急性の妄想型統合失調症との鑑別が非常に困難な精神病症状を来すことである。これらの精神賦活薬の化学構造は，ドパミン，ノルアドレナリン，セロトニンなどのモノアミン神経伝達物質と多くの類似点がある。これらの精神

賦活薬は，シナプスへのモノアミン放出を促進し，シナプスからのモノアミン再取り込みを阻害する。そして，高用量では，モノアミン代謝を阻害する。

アンフェタミンは薬物依存を形成する薬物であり，この依存は，精神医学的に，また健康上や社会的機能に悪影響をもたらすとされている。精神賦活薬の慢性的な使用は，モノアミン輸送体や受容体の減少，モノアミンの貯蓄の減少，そして神経毒性などを含めた神経適応を引き起こす（Cruickshank and Dyer, 2009）。精神賦活薬の離脱症状に共通する特徴は，抑うつ気分，不安，睡眠障害である。離脱症状は，一般的には，数日から2週間で収まるとされているが，コカインやアンフェタミンなどの違法性精神賦活薬の使用者の多くは，抑うつ気分，不安，睡眠障害そして心理的障害を経験することになる（Cruickshank and Dyer, 2009; Dyer and Cruickshank, 2005）。

大麻

植物の麻からの抽出物には，テトラヒドロカンナビノール（delta-9-tetrahydrocannabinol, 以下 THC）という物質が含まれている。マリファナ（あるいはカナビス）は乾燥した植物の葉と花を表す言葉である。葉は喫煙されるのが普通であり，食物に混ぜられ経口摂取されることもある。THC はとても脂溶性の高い物質であり，5，6日の半減期を持つため，身体組織に蓄積して，排泄されにくいのが特徴である。THC の主作用には，陶酔感，リラックス，時間的感覚の変容，運動障害，離人症，傾眠などがある。短期記憶はしばしば障害され，自信または実際には必ずしも実行されることのない創造性への感情を伴う。その他の作用には，不整脈，頻脈，幻視，不安，パニックなどがある。大麻の多くの作用に対して耐性が形成される。しかしながら，離脱症状は比較的軽度であり，吐き気，下痢，焦燥感，抑うつ，夢の増加，睡眠障害などである。しかしながら，大麻の使用は，長期的にわたる心理的な影響を伴う可能性がある。

◉ 本章のまとめ

本章では，アディクションの生物学的基礎の概略を示した。ここで述べた概念は，人が何故，薬物を使用，乱用し，そして依存に陥るのかということ

を理解するためのものだけではなく，有効な治療法（第6章参照）と予防戦略（第7章と第8章を参照）を開発していく上でも役立つものである。依存の生物学を理解することは，アディクションを理解する上で必要不可欠なものと信じているが，結局のところ，これも，全体の話の中では一部でしかない。アディクションの生物学的，心理学的，社会的特徴を組み合わせたアディクションのモデルを最終的に示す前に，次章ではアディクションの心理学的側面について見ていくことにしよう。

参考文献

Begg, E. (2001) *Clinical Pharmacology Essentials* (2nd edn). Auckland ADIS international.

Lowinson, J.H., Ruiz, P. and Millman, R.B.(eds) (1992) *Substance Abuse. A Comprehensive Textbook*. Baltimore: Williams & Wilkins.

Rang, H.P., Dale, M.M., Ritter, J.M. and Flower, R.J. (2007) *Rand and Dale's Pharmacology*. Philadelphia: Churchill Livingstone Elsevier.

White, J.M. (1991) *Drug Dependence*. Englewood Cliffs, NJ: Prentice Hall.

第3章

学習された現象として
アディクションを理解する

はじめに

　アディクションを学習の過程として概念化してきたことが，アディクションの研究や治療に対する最も有力なアプローチの1つである。すなわち，アディクションは学習されるものであり，そのため，その逆の脱学習（unlearn）もまた可能であると考える。人間や動物が学習する際の原則を応用することは，アディクションに対する多くの有用な治療や理論の基礎であり，物質以外の依存に関する問題に対しても，その応用が可能である。

> **この章で説明すること**
> ・アディクションの進行を理解するために，いかに多くの学習理論が用いられてきたか
> ・薬物使用がない状態における耐性と離脱症状様反応を，学習モデルがどのように説明しうるか
> ・アディクションの理解と治療における社会学習モデルの重要性
> ・学習理論の臨床的および実際的な意味

　第1章で述べたように，アディクションの重要な特徴の1つは，アディクションを持つ人は，明らかな害を経験しても，アディクションを継続し続けるということである。アディクションの害の例は，容易に見つけられる。

英国統計局（Office for National Statistics; 2008）は，2008年にアルコール性肝臓疾患で死亡したと特定された人は，男性で3,200人，女性は1,564人に上ると報告している。1950年に，ドルとヒル（Doll and Hill）は，初めて喫煙が肺がんを引き起こすと立証した。国際がん対策連盟（International Union Against Cancer）の報告によると，英国において1950年から2000年の間に約630万人が，喫煙が原因で死亡した。そのため，ヨーロッパ連合は，2003年に，タバコの包装の半分近くを占める範囲に，例えば「喫煙は人を殺す」，「喫煙は致死的な肺がんの原因となる」，「喫煙は精子に有害で，不妊の原因となる」，「喫煙はゆっくりと苦痛を伴う死をもたらす」といったメッセージを，掲載しなければならない規制を導入した。しかしながら，過去40年ほどの間に一定した減少傾向が続いている一方で，英国では未だに人口の20％以上が喫煙していると見積もられている。つまり，多くの非常に不安な情報を与えられてもなお，多くの人が喫煙を始めたり，止める試みに失敗しているのだ。喫煙以外のアディクションにおいても，ギャンブル依存症者は，ギャンブルが止められないことを直接の原因とするどうにもできない経済破綻の結果，家を失っている。ダウンズとウーリッチ（Downs and Woolrych）の報告によれば，ギャンブル依存症者の平均的な負債は60,000ポンドである。

　多様なアディクションに関連した問題は，あきらかに深刻で，しかも命を脅かすほどであることが多いだけではなく，その問題は，本人や周囲の人々にも明らかであることが多い。もちろん，自分の行動が問題を引き起こしていることに気がつくには時間がかかるかもしれないが，いったん（行動を変えた時の）利益が害にまさることに気がついたなら，すぐに行動を変えようとするだろうか？

　喫煙，多量飲酒，節度を越えたギャンブルや他の形のアディクションの有害性がそこまで明らかだとすれば，いったいなぜ，この種の行動をするという問題を抱えるのであろうか？　なぜアディクションは進行するのか，なぜその克服は難しいのかという観点からアディクションを理解するのに有用なアプローチは，行動主義者の学習理論を基礎としている。本章では，**学習理論（learning theory）**と**社会学習理論（social learning theory）**というアディクションに関する2つの見方を考察する。学習理論は，個人の行動は，行う

ことに対して生活の中でその人が経験する報酬と罰を調べることで理解されるとしている。我々が欲求するもの（報酬（rewards））をもたらす行動を行い，負の結果（罰（punishments））を持つ行動は避けがちになるというように，時間をかけて，我々が暮らす社会は，我々の行動を操作する。社会学習理論は，アディクションに関するより新しい見方を提供し，行動の環境原因に主として焦点を当てる傾向があるそれ以前の学習理論を発展させて，個人の内的な要因も含める。

学習理論

オペラント条件づけ

スキナー（B.F. Skinner, 1938）の研究に基づくと，**オペラント条件づけ**（operant conditioning）は，様々な報酬と罰が個人が特定の行動を将来繰り返す可能性を増やしたり，減らしたりする過程である。報酬は，もっと適切にいえば「強化」だが，2つの形がある。**正の強化**（positive reinforcement）は，報酬を与えることによって行動が起こる可能性を増やす，これは行動が脳内報酬系回路を刺激することを意味している（第2章参照）。そのため，オペラント条件づけは，何らかの形で報酬をもたらすことから始まる。例えば，ギャンブラーがルーレットで11にボールが止まると期待して，400ポンドを賭けたと想像してみよう。もし，幸運にもボールが11に止まったとしたら，手にできる報酬は14,000ポンドであり，さらに賭けた400ポンドも取り返すことができる。オペラント条件づけのモデルの見方では，この400ポンドを失うかもしれないリスクに対する，大変好ましく，そしてほとんど瞬時に得ることのできる報酬が，将来同じ行動（すなわちギャンブル行動）をとる可能性を増すと考える。

強化には，快刺激をもたらすというよりは，不快刺激を除去するという形をとるものもある。これは，**負の強化**（negative reinforcement）として知られている。負の強化は，不快なことを取り除くことによって，その行動をとる可能性を増やす。例えば，雨が降り，ずぶぬれになっているとしよう。傘をさせば，当然もうぬれなくなる。雨が降っている時に傘をさすことは，負の強化の形として理解することができる。

アディクションにおいて最も分かりやすい負の強化の例は、離脱症状である。ニコチンに依存している人が、喫煙を止めようとする時には、ニコチンの離脱症状を経験するだろう。離脱症状は、吐き気、頭痛、睡眠障害、強い不安と焦燥感として現れるかもしれない。ニコチンを断ったままでいたいと願う一方で、この不快感を手っ取り早く取り除く方法は、単純に1本のタバコを吸うことだ。このように負の状態を行動で除去することが、ここで負の強化として意味していることである。そして、この負の強化は、正の強化と同様に、将来その行動をとる可能性を高める。第2章で、作動薬（アゴニスト）の摂取が、どのようにして離脱症状をすみやかに消失させるかを説明した。以上で見てきたように、これがアディクションにおける負の強化の例である。

　最後に、オペラント条件づけには、**罰（punishment）**も含まれている。我々は、常に罰を避けようとするので、このことは行動が起こる可能性を減少させる。その言葉が示すように、罰は、もし鍋で火傷をしたことがあるなら、熱い鍋に触るのを避けようとするかもしれない理由となる。先に述べた様々なアディクションの負の結果は、すべて罰の例だ。支払い能力以上のギャンブルをすれば家を失うし、多量飲酒をすれば嘔吐するであろう。もし喫煙すれば、「ゆっくりと進行する苦痛を伴う死」を経験するであろう。そうであれば、オペラント条件づけ理論によると、罰の存在がその行動を繰り返す可能性を減少させるはずの状況で、なぜ人々は嗜癖行動を行うのだろうか？この疑問に答えるためには、我々がどのように学習をするかについての重要な事実を熟考する必要がある。

　ここであなたが、見習いシェフであると想像してみよう。あなたは、忙しい厨房で働いていて、一日中、熱い鍋を扱っている。悲しいかな、宇宙の法則と人間の生物学は、その日に変えられてしまった。その結果、熱さと冷たさを感じる両手の神経が、4時間遅れて感じるように改造されたとする。これは、沸騰している熱い鍋に触っても、4時間経つまで痛みを全く感じないということを意味する。また、かなり不便であることは別として、行動（熱い鍋を触る）と罰（非常に不快な火傷の感じ）の間のこの時間差のため、最終的に熱い鍋の取っ手を避けることを学習する（あるいは、オーブン用の手袋を使用する）まで、多分しばらくは、熱い鍋の取っ手に触り続けることを意味している。この理由は、人は、強化あるいは罰が行動に**連結している**と

きにより学習するからである。これはすなわち，それらが時間的に密接に連結していることを示している。

連結性（contiguity）は，様々な嗜癖行動に関連している強いと思われる罰が，行動の再現を止めることに失敗することが多い理由を理解する助けとなる。ほとんどの嗜癖行動に対して，強化（リラックス感，「ハイ」になること，離脱症状の軽減など）は，罰や負の結果（健康問題，親密な関係の破綻，離脱症状の始まり等）よりも，はるかに密接に時間的に嗜癖行動に連結していることは，想像力がなくとも理解できる。離脱症状を緩和するために1本吸うと決めた禁煙中の人の場合は，症状からの解放はほとんど瞬時にもたらされる。一方で，どんな罰（禁煙を破ってしまったという嫌な気持ちなど）も，ほぼ確実に，離脱症状から解放されるという報酬（あるいは強化）の後になって起こるのである。

第2章で述べたように，摂取経路の違いは，薬物の摂取後に，望ましい効果をどれぐらい早く感じるかということに影響を与える。実際に，これは，注射や吸入という方法で薬物を摂取した時は，経口摂取した時よりも，より強化が強いということを意味している。これは単に，行動（薬物摂取）と強化子（薬物の望ましい効果）がより連結しているためである。

古典的条件づけ

もう1つの重要な学習のタイプは，**古典的条件づけ**（classical conditioning）である。これは，イワン・パブロフ（Ivan Pavlov）の業績と関連していることが多く，そのため「**パブロフ型条件づけ**（Pavlovian conditioning）」と呼ばれることもある。古典的条件づけは，アディクションを理解する上で重要である。それは，この後に述べるが，古典的条件づけは，特定の薬物や行動に依存している人に見られる多様な行動や反応を説明しているからである。

パブロフの古典的で広く知られた研究には，ベルの鳴る音で唾液を出すように犬に学習させるというものがある。現在では，もちろん，たいていの犬は，もっともな理由がない限りベルの鳴る音に唾液を流したりしない。パブロフは，餌を与えるたびにベルを鳴らすことによって，犬に涎を垂らさせることから探求を始めた。この研究がもたらした画期的な発見は，しばらくするとパブロフの犬たちは，餌が与えられない時でも，ただベルの鳴る音だけ

で，涎を垂らし始めたことである。これが古典的条件づけの基本である。人や動物は，刺激が原因として何らかの関連があるかどうかにかかわらず，頻繁に同時に（連結して）起こる刺激を関連づけることを学習する。その結果，唾液分泌といった行動は，ついには役に立つ状況（食事が与えられ，唾液が消化を助けるというような）でも，それほど役に立たない状況（ベルが鳴っているような）においても起こるようになる。概して，このタイプの学習は，私たちの役に立つ。つまり，夕食を知らせるベルが鳴るのが聞こえると，食事が準備されている（パブロフが台所に居なければの話だが）というのは，日常生活でよくあることだ。しかしながら，古典的条件づけが我々がこの世界について学習する日常的な方法である一方で，アディクションに関しては，この古典的条件づけは我々に不利に作用する。

　実際にその行動をとることやその結果に，もしかしたら関係するようになるかもしれないアディクションと関連したものは多くある。例えば，注射で薬物を乱用するものは，針が見えることと薬物使用を関連づけするように学習し，あるいはギャンブル依存症者は，給料日を地元のカジノへ行くことと関連づけるようになるかもしれない。次のセクションでは，これら関連づけが示唆する，いくつかの事柄について検討しよう。

[科学的に考えよう] →
古典的条件づけの理解

　専門用語を使わない限り，古典的条件づけについて完全に説明するのは無理である。まず，古典的条件づけは，無条件刺激（unconditioned stimulus; US）に対する，無条件反射（unconditioned response; UCR）で始まる。パブロフの犬の例では，これは，食べ物を見ることや臭い（無条件刺激）に対して唾液を垂らす（無条件反射）ことである。次に，無条件反射を起こさない中性刺激（neutral stimulus; NS）を見つけなければならない。この場合，最初は犬に涎を垂らさせることのないベルの音のことだ。それから，中性刺激を繰り返し，無条件刺激と共に提示する（犬に餌を与えるたびにベルを鳴らす）。次に，条件づけが上手く行ったかどうかを確認するために，中性刺激が，無条件刺激なしで提示され，反応が起こるかを見る。パブロフが，ベルの音に対して犬が唾液を流したのが分かった時，それは，パブロフが，

条件刺激（conditioned stimulus; CS）に対して条件反射（conditioned response; CR）を生みだしたことを意味した。

　ここで理解する上で少し注意を要することの1つは，ものの呼び方が変わることである。しかし，適切に理解する価値がある。ベルの音は初め，もともとの無条件反射を起こさないために中性刺激であった。いったん，条件づけが起これば，今度はその条件づけされた反応を起こすので，我々はベルを条件刺激と呼ぶ。これは，唾液を流すことは，無条件反射と条件反射の両方であることを意味している。これは，混乱させるようであるが，ベルの音に唾液を流すことは，食べものを見ることや臭いに唾液を流すこととは重要な点で違う，ということに注目することが重要である。この違いが重要である理由は，この違いが，行動が実際に意味しているものについて，我々に注意深く考えさせるからである。もし，人の（あるいは犬の）行動の原因を無視してしまえば，我々は，唾液は食べものの消化に必要であるから唾液が出るに違いないと，単純に指摘するだろう。しかし，もちろん，ベルの音で唾液が出るなら，その行動は，実際の消化とはほとんど関係がなく，すべては人の（あるいは犬の）過去の経験に関係している。条件づけられた薬物反応のセクションで見ていくことになるが，行動が害を引き起こしている時，その行動の裏に隠れた意味を理解することが，そのような行動を変えるための鍵となる。

- 無条件反射（UCR）：食べものを見て唾液を流すような，すでに刺激に誘発されている反射
- 無条件刺激（US）：唾液を出させる食べもののような，反応を誘発する刺激
- 中性刺激（NS）：反応を引き起こさない刺激。例えば，ベルを鳴らすことは，通常唾液を出させない
- 条件刺激（CS）：ベルなどの新たな中性刺激。無条件刺激とペアになることで反応（この場合唾液を流すこと）を引き起こす。そういうわけで，中性刺激は，繰り返しペア化されると条件刺激になる
- 条件反射（CR）：反応が条件刺激に条件づけられた時の無条件反射に対する新たな名称
- 消失（extinction）：繰り返し条件刺激のみを提示して，ついには，条件刺激が反応を引き起こさなくなるまで。すなわち，条件刺激が繰り返し条件反射を引き起こすことに失敗するようになった時

条件づけ薬物反応

　もし長期間継続して薬物を使用してきたのなら，自己摂取を止めることは長く苦痛を伴う過程になるだろう。多くの人が最終的には成功するが，いく度も試みが失敗した後のことが多い。その道中においては，かなりの不快感と憂うつ感を感じるかもしれない。薬物を使用している間に，周囲に存在する多くの手がかり刺激（cue）（人，場所，あるいは感情などでさえも）が，古典的条件づけの原則によって，薬物使用と関連づけられるようになってきた。結果として，それらの環境に戻れば，薬物の手がかり刺激が，薬物を使用したいという渇望と強い衝動を引き起こす。

　一般的には，治療には，依存薬物の投与量を減らしていくか，あるいは同様の種類の薬物に置き換えていくという方法で行う，依存薬物からの解毒治療の期間が必要である（第6章参照）。通常はこれに，ある種のリハビリテーションと，時にはカウンセリングが続く。治療から離れた後に，薬物が身体から抜けた患者が，時折，薬物を得たいという抑えがたい強迫感に突然襲われることを報告するかもしれない。この例では，その欲求は矛盾しているように見えるかもしれない。つまり，依存症者には，薬物を断ち続ける多くの理由がある，それなのに，他の薬物使用者にばったり出会えば，薬物を使用したいという強い衝動が戻ってくる。このような話が示唆するのは，無意識的な要因がかかわっており，頻回な薬物使用による学習が，再発の機序に役割を果たしているかもしれないことだ。

　薬物を止めることに成功することを最も高い確率で予測できるのは，薬物を使用していた環境を離れる場合だということを，多くの研究が明らかにしてきた。その例としてよく引き合いに出されるのが，ベトナムから帰還したアメリカ兵に関するものである（Robins, 1975）。多くの兵士が，その任務中に大量のヘロインを使用し，身体的な依存を形成していた。しかしながら，アメリカに戻った後にヘロインの使用を継続したものは，比較的少なかった。それは，あたかもヘロインの依存をベトナムに置いてきたかのようであった。これは，薬物使用を止めることが，以前に薬物使用との関連ができている環境ではない場所で行われれば，もっと上手くいく可能性があることを示唆している。

薬物使用には，その人が置かれた特定の状況や環境により異なる傾向があるようだ。身体依存に関係した生物学的要素が重要である一方で，心理的な要因も関わっている。人は2つの異なる状況で，同じ身体依存歴と血中濃度を持つ可能性があり，しかも一方の環境においては薬物を使用する可能性が低く，もう一方の環境では，非常に高い確率で薬物使用が起こりやすいということがあり得る。さらに，薬物の主観的な効果は，同じ投与量で同じ血中濃度であっても，異なる環境ではかなり差があることが示されている

　これらは明らかに重要な現象である。薬物使用を理解しようと思えば，さらなる薬物使用の可能性を環境がどのように変化させるのかについて知ることが必要である。

条件づけ現象に関する研究

　治療から離れて日常生活に戻って，以前に薬物使用に関連していた状況に関わると，もう身体依存が消えていたとしても，離脱症状を経験するかもしれない。これらの症状は，薬物使用が継続されたり，再開されたりする可能性を高めるかもしれない。

　薬物使用者における再発を研究した初期の研究者の一人に，アブラハム・ウィックラー（Abraham Wickler, 1948）がいる。彼は，薬物使用者の再発の話は，まるで古典的条件づけ反応を表しているようだと記している。彼は，集団療法に参加しているオピオイド乱用者に，離脱症状によく似た症状を観察した。彼らは，少なくとも5～6カ月は完全に薬物使用がなく，したがって全く離脱症状を示すはずもなかった。しかしながら，集団療法の中で，彼らが薬物に関して話し始めると，古典的なオピオイドの離脱症状である，あくびをしたり，嗅ぐしぐさをしたり，目から涙を流したりするのをウィックラーは観察した。彼は，条件づけが起きていると仮定した。すなわち，徴候や症状は実際に条件づけの反応であった。

　彼は，この現象を，**条件づけ離脱症状（conditioned withdrawal）** と名づけ，環境的な刺激は，古典的条件づけを通して，薬理学的な離脱症状の多くの徴候や症状を引き起こすことができるようになると推測した。彼はさらに，以前の薬物作用に関連した手がかり刺激，あるいは薬物離脱症状は，オピオイ

ドを断薬している人において薬物再使用の引き金として重大な役割を果たしているかもしれないという仮説を立てた。

条件反射の種類

ウィックラーが気づき，他の多くの研究者たちも探求してきたことは，環境における手がかり刺激が，薬物使用の欲求だけではなく，薬物作用の徴候と症状，さらに薬物離脱症候群までをも引き起こすことだ。すなわち，これらの反応は，学習され，条件づけされているようで，完全に薬理学的な直接作用のせいというわけではない。そのような条件反射は，環境によって薬物類似であったり，薬理作用の反対であったりする。薬物と反対の作用の条件反射には，条件づけ離脱症状と**条件づけ耐性（conditioned tolerance）**がある。薬物類似の条件反射には，条件づけられた多幸感（**ニードルフリーキング現象（needle freaking phenomenon）**；訳注：針を見るだけで薬物を実際に使用したかのような作用が起こる現象）や，薬物のプラセボ効果（特定の環境下で）がある。これから，薬物と反対の作用の条件反射，条件づけ離脱症状と耐性，そして薬物類似の条件づけ反応についてみてみよう。

薬理作用の反対の条件反射

同じ薬を繰り返し使用することは，薬物の直接の薬理作用に反対の条件づけ反応をもたらす。例えば，オピオイドの注射は，人の皮膚の温度を上げる。しかし，繰り返しオピオイドの注射に先行させた刺激を，長期のオピオイド乱用者にみせれば，確実に皮膚の温度は低下するだろう。この皮膚温度の低下は薬を使う前に始まる。この反応は，あたかも身体が薬物の摂取と薬物による作用を予期し，その作用の強さを最小限にするように準備をしているかのようである。

薬物と反対の条件反射は，離脱症状を模倣する。その反応が薬物投与の直前に起こるならば，薬理作用を差し引くことで減弱させる。すなわちヘロインが摂取されようとしている時に，体温を下げるという予期反応は，実際に薬物が摂取された時に起こる体温上昇を減弱する。薬理作用の減弱はまた，1つのタイプの耐性として分類されることができるし，同じ状況で同じ量の薬物が繰り返し投与された時に通常みられる薬物作用の減弱を，部分的に説

明しているかもしれない。

　これらの条件反射は，断薬中の人に再発を起こす可能性がある。いくつかの研究で，オーブライアンら（O'Brien et al., 1992）は，ある程度の断薬期間を持った後にヘロイン使用を再開した人々に面接し，この行動変化の理由を特定した。50％近い人が彼らに薬物欲求を感じさせる状況を特定することができた。それらの状況下では，彼らは明らかな理由がないのに，不安や具合の悪さを経験した。これらの状況には，薬物を買っていた場所や使用していた場所，そして薬物を入手した時に一緒に居た人が含まれていたが，以前に突然薬物使用を引き起こした悲しみや不安感などの特定の気分も含まれていた。

条件づけ離脱

　多くのオピオイド依存症の人には一日の中で何度もある程度の離脱症状が起きるので，治療を受ける以前の生活では，環境の刺激と離脱症状の組み合わせが，何千通りもあるかもしれない。実験室において，軽度のオピオイド離脱症状とペパーミントスプレーのような中性刺激との間のわずか7回程度の組み合わせの後でさえも，人は，条件刺激のみに暴露されただけで，離脱症状（条件反射）を示し始めるということが明らかにされた。これらの条件反射は，長く継続することが示された。したがって，この機序は，薬物から離脱している患者が，過去に離脱が起きた環境に戻ると，離脱症状が始まることについてのウィックラーの観察を説明できる。

条件づけ耐性

　条件反射は，薬物の効果の反対の作用を持つが，耐性の形成にもかかわっている。耐性は，繰り返し使用されることで，薬物の作用が減少していくことをいう。いくつかの作用機序が，耐性形成に関わっていると考えられている。条件づけられた薬物と反対の反応は，その中の1つであろう。シーゲルら（Siegel, Hinson and Crank, 1978）は，薬物への耐性は，部分的には，古典的な条件づけ現象であると考えられるエビデンスを示した。

　薬理作用に反対の条件反射は，予期される薬理効果を打ち消す。薬物が投与されると，先に検討したように，人は薬物に対する条件づけ耐性を示す。しかしながら，条件反射が起こっても，薬物摂取がない場合は，離脱症状が

起こる。例えば，ヘロインに関連する手がかり刺激に暴露されると，ヘロインの薬理作用とは反対の先行する反応（例えば体温の低下）を引き起こす。ヘロイン摂取がなければ，これらの症状は離脱症状のように感じられる。もし薬物が摂取されたら，ヘロインの効果の強さを弱める。すなわち，体温上昇が緩和される（O'Brien et al., 1992）。シーゲルの研究は，耐性の学習の側面は，古典的な条件反射のパターンに従っていることを示した。

アーマンら（Ehrman, Ternes, O'Brien and McLellan, 1992）は，2重盲検のもとで別々の時に4回の調査をされた解毒後のオピオイド依存症者のグループに，古典的な条件づけ耐性が認められることを明らかにした。対象者は，不定期に何の知らせもなしに中等量のヘロイン（hydromorphone）4mgを静脈的に投与されるか，同量を自己注射した。他の2回は，対象者は，知らせなしに生理食塩水を静脈から投与されるか，自己注射した。知らせないままヘロインの静脈内投与がされた場合には，分かって同量を自己注射した場合よりも，身体的な反応が強かった。このように，知らせがないオピオイド投与は，反薬物反応や条件づけ耐性を起こす警告を発動しなかった。オピオイド摂取が予期される時，条件づけ反薬物反応が，認められる薬理効果を軽減させた。このことは，おそらく条件反射に対抗するオピオイドが注射の中になかったため，より強い反薬物反応を示した生理食塩水を自己投与した場合に確認された。この研究は，単に薬物が投与されようとしていること（本当に投与されるかどうかは別として）を認識するだけでも，人の反応に影響を及ぼす可能性があることをはっきりと示している。

条件づけは，確かに耐性の現象全体を説明しているわけではないが，説明している部分は重要だろう。シーゲルら（Siegel, Hinson, Krank and McCully, 1982）は，状況特異的な耐性（situation-specific tolerance）が，過量摂取を防いでいる可能性を示した。モルヒネ依存のラットのグループが，いつもモルヒネを投与される状況とは違う状況下で多量投与された時，すぐに過量服薬の兆候が現れた。対照的に，いつもと同じ状況下で同量のモルヒネを投与された，同じようなモルヒネ依存のあるもう1つのグループのラットは，一匹も死なず，薬理反応もかなり少なかった。単純にいうと，薬物関連刺激を取ってしまうと，モルヒネがもたらす様々な身体反応に体が準備できず，命にかかわる事態となる。

このタイプの耐性は，臨床的に重要な意味を持っている可能性がある。1つは，過量投与の危険性は，全く新しい環境，今まで薬物を使用したことがない環境では強くなる可能性がある。耐性は，いつもの薬物を摂取する状況において徐々に発現する。そしてこれを埋め合わせるため，薬物摂取量は増していく。そして，違う環境へ置かれた時には，同程度の耐性を持っていないために，高用量の薬物は危険となり得るのである。このことを支持するいくつかの事例証拠がある。ある調査でシーゲルら（1982）は過量服薬から生還したヘロイン乱用者に，致死量に近い量を使用した状況について，面接を行った。ほとんどの人が，いつもと違う環境で使用したと答えた。すなわち，彼らは，以前に薬物を使用したことがない環境で，注射による自己投与を行っていたのである。

　この状況特異的な耐性については，結論はまだ出ていない。他の要因（第2章の代謝性耐性と組織耐性を参照）に比べて，この古典的条件づけによる耐性の程度はわずかのようだ。しかしながら，条件づけはそれでもなお，劇的な影響力を持っている。

薬理作用類似の条件反射

　実験室の中で観察された多くの条件反射は，薬物の作用と反対のものである。条件づけられているのは，薬物の薬理作用それ自体より，むしろ薬物への身体的反応である。しかしながら，反対の反応が必ずしもいつも見られるわけではない。時には，観察される薬理効果と同様の方向への作用のこともある。1つの典型的な例は，ヘロイン依存症者に見られる「ニードルフリーキング」と呼ばれる現象である（Levine, 1974）。ヘロインが手に入らない状況で，ヘロインに依存する人の中には，自己注射の準備をするという一連の儀式的な行動をするものもいる。実際の薬物を使用する代わりに，生理食塩水などの不活性の物質が使われる。彼らは，少しハイになること，縮瞳などの身体的な徴候や，いくらか離脱症状とは逆の症状を報告している。薬物ほど良くはないが，ないよりはましだということだ。

　薬物類似作用あるいは反薬物反応が，どういった状況で起こるのかという疑問には，いまだに十分な答えはない。薬物手がかり刺激により，治療中のヘロイン使用者に誘発される最も確かな条件反射は，離脱症状様である。そ

れでも，薬理効果が実際にはなくても，薬物使用の経験が反応を起こすことは明らかである。これらの反応は，薬物作用に類似したもの（こちらは稀）であったり，薬物の作用とは逆の作用（通常はこちら）であったりするが，この反応は，さらなる薬物使用を起こすかどうかを予期する重要な要因であるようだ（O'Brien et al., 1992）。この反応は，特に条件づけ耐性の過程を経て，摂取された薬物の反応にも影響を与える可能性がある。

◉ 社会学習理論

　これまで議論してきた理論と研究は，心理学研究の**行動主義者**（behaviourist）の伝統に基づいている。ワトソン（J.B. Watson）のような 1920 年代の行動主義者たちは，人間の行動に関する研究は，対象としては，観察が可能なものに限定すべきである，つまり，心理学は，**行動**に関して研究されるべきであると主張した。これは，行動主義者たちは，人間の行動に関する説明から，「願望」，「動機」，「信念」のような，認知や感情といった概念を排除することを意味していた。人間の行動を説明する際に，精神的概念を取り除き，観察可能な行動に焦点化することは，ある意味で，フロイト等の精神力動的心理学への極端な反応であった。フロイト等は，人間の行動理論に，「無意識の性衝動」という考えを，過剰に持ち込んだ。この考えは，科学的に検証することが難しく，ワトソンのような心理学者の見解では，品位ある科学的学問としての心理学の名声を傷つけた概念だった。より近年になっても，行動主義者たちの理論の原則は，明らかに心理学の主流であり，我々が思考や感情を理解する際に受け入れられてきた。

　社会学習理論は，人間の行動を，内的動機と外的動機の両方から理解しようとする試みを表している。**学習理論**と行動主義は，人間の行動を理解しようとする時に，個人を環境から受動的に影響を受ける存在とする見方に限定している。一方，社会学習理論は，行動を説明する時に，**相互的決定論**（reciprocal determinism）のやり方を支持している。すなわち，環境は我々に影響を与える可能性があるが，我々も環境に影響を与える可能性があり，人間の行動はこの観点から理解される必要があるとしている。重要なことに，バンデューラ（Albert Bandura, 1977）のような社会学習理論主義者たちは，

学習を，社会状況の中で常に起きているものとみなしているため，我々は，学習したことに社会状況がどのように影響を及ぼしているかを理解する必要がある。

[科学的に考えよう] →
社会学習理論の重要な原則

　社会学習理論が，先に議論した学習理論をどのように発展させたのか理解するために，その重要な原則を確認することは大切である。
1. 学習は，他人の観察を介して行われることがある。これはモデリング（modelling），あるいは代理学習（vicarious learning）として知られる，社会学習理論の重要な概念である。モデリングのおかげで，他者がある特定の行動をするのを観察することによって，その行動の結果（すなわち強化あるいは罰）について学習することが可能となる。モデリングが行われるためには，個人は，他者の行動に注意を向けておく必要があり，その情報を記憶しておかなければいけない。さらに，観察した行動をまねることができなければならないし，またしたいという動機がなければならない。
2. 学習は，必ずしも行動と連結しているわけではない。これは奇妙に聞こえるかもしれないが，重要なことは，人はしばしば良識とは逆の行動を行うことがあるということだ。これは，過去の学習が，どのような状況であっても，我々が次にすることを完全に決定するわけではないということを意味している。
3. 強化と罰は，学習過程で間接的な要因である。この考えは，学習は，報酬と罰との直接的な結果であるとする学習理論とは異なる。社会学習理論は，この2つの要素は，単に，将来における行動の再現性の大まかな見込みに影響を与えるということを示唆する。
4. 強化や罰に対する期待は，実際に，強化や罰と同じくらい強力な行動の動機となりえる。例えば，ポーカーで次の勝負で大勝すると心底信じているギャンブラーは，明らかに，負け期にいると確信しているギャンブラーよりも，大きな金額を賭けがちだ。どちらの場合においても，現実的な状況（すなわち，ポーカーで勝ちを確信することなどできないし，運の要素の強いゲームにおいて，負け期というものは存在しない）は，個人の期待や信念ほど重要ではない。

自己効力感とアディクション

自己効力感（self-efficacg）とは，個人がある行動を行う能力がある，あるいは実行可能であると感じる程度を示す，社会学習理論における概念である。喫煙を例にすると，タバコを止めることへの自己効力感は，個人が禁煙を実行する可能性を予測する強力な因子であることは明らかである。もし喫煙者が，禁煙をしたいと思っていながらも，禁煙できないと感じていたならば，おそらく，禁煙を試みることを避けるであろう。実際に，禁煙する能力を信じていることが，禁煙の成功への最も重要な予測因子であることが，研究により示されている（例：DiClemente, Prochaska and Gibertini, 1985）。

喫煙や飲酒を止める能力，あるいは他の特定の行動を行うことができるといった自己効力感は，過去の経験から学習される。直接的な経験からの場合もあれば，間接的で，人の身になって感じる体験からの場合もある。すなわち，喫煙者が禁煙できると感じている程度は，過去の試みでの成功や，知識，他の喫煙者の禁煙成功体験などを含む多くの要因で決定される。マーラットら（Marlatt, Baer and Quigley, 1994）は，アディクションも含めた健康を害する行動を予防や治療する上で重要な自己効力感には，5つの形態があると示した（表3.1に記載）。

自己効力感がアディクションを止めようと試みる可能性や，実際に成功する可能性を予測するであろうという考えに関連して，破禁自棄効果（abstinence violation effect; Marlatt, 1979）として知られているものがある。破禁自棄効果は，再発予防の重要な側面であり，薬物や酒を断ったままでいることに失敗した時の影響と結果について説明している。アディクションを克服するために費やされた多くの試みと実践を考えれば，断酒・断薬を維持することの失敗は，明らかに個人に負の影響を与える。破禁自棄効果は，もし適切に対処されなければ，どんな再飲酒や再使用をも大事故と考えすぎてしまい，結果として強い負の感情を経験することになる。断酒・断薬を維持しようとする人には，再飲酒や薬物再使用は普通にあることなので，そのために断酒や断薬への自己効力感を自ら傷つけることがないように，再飲酒，薬物再使用に対処するための支援が提供されることが重要である（実際の治療における再発予防の技術についてのさらに詳しい説明は，第6章を参照）。

表 3.1　アディクションの予防と治療にとって重要な自己効力感の種類

自己効力感の種類	重要となる場面	説明
抵抗 （resistance）	予防 （prevention）	仲間からの喫煙や飲酒への圧力に対して抵抗するなど，そもそもアディクションを避けること。仲間からの圧力がある時に，それをうまく断ることに対する低い自己効力感は，思春期における薬物使用の開始を予測するとされてきた（例：Stacy, Newcomb and Bentler, 1992）。
ハームリダクション （harm-reduction）		薬物使用やアディクションがすでに開始された後に，それに関連したリスクを減少させること。例えば，飲酒を止めたり，減らしたりすることがいつでもできるという信念など。ハームリダクションに対する自己効力感を増すことを目的とした介入は，学生たちの間の飲酒量を減らす可能性を示唆している（Baer, 1993）。
実行 （action）	治療と再発予防	アディクションが確立された後に，それを止めるために必要とされる行動を実際に行う能力への自信。これは，個人のアディクションを止めることを試みようとする動機づけに対応する。例えば，もし喫煙者が，実行への自己効力感が低ければ，禁煙への試みは失敗に終わると想像するだろう。それゆえに，禁煙しようとする可能性は低い（例：Marlatt, Curry and Gordon, 1988）。
対処 （coping）		アディクションを止めている時に，ハイリスク状況に上手く対処できると感じている程度。例えば，パブでよく喫煙していた禁煙中の元喫煙者は，友人とパブで飲酒している時に喫煙したい誘惑にかられるかもしれない。再喫煙や再発を避けるために，このような状況に対処するための戦略を立てる必要がある。

リカバリー (recovery)		リカバリー中の再使用，再発，そしてこのような状況に対処する能力に関する自分の信念を，どのように理解するか。リカバリーに対する低い自己効力感は，アディクションを止めている時に起こる一時的な再開に対して，対処できないと感じるようになり，再使用したことで自分自身を責める。これは将来，アディクションを止めようとする可能性を低くする。

期待とアディクション

　期待（expectancies）は，行動を理解するための心理学に広く応用可能である。大ざっぱに言えば，期待とは，長期記憶における，「もし～ならこうなるだろう」という連想を示している。この連想は，過去の経験に基づいて，行動の起こりそうな結果に関する情報を提供してくれる。これは，我々が，行動について予測するために期待を使用し，そしてその期待は，過去の我々の行動や観察の結果として起こったことにより形成される。例えば，禁煙後に，より健康になったという元喫煙者を知っていたり，禁煙のメリットを説明する健康管理の専門家から情報を与えられれば，喫煙者は，もし禁煙したならば，より健康で長生きができると期待を持つかもしれない。

　クリスチャンセンら（Christiansen, Smith, Roehling and Goldman, 1989）は，思春期の人が後に飲酒問題を起こすかどうかということを予測するのに，期待が使える可能性を示した。11～14歳では，飲酒に関する期待が，12カ月後の飲酒量と飲酒頻度，そして飲酒問題が出現する可能性を予測することを，彼らは発見した。さらに，ダンとゴールドマン（Dunn and Goldman, 1996; 1998）は，7～18歳におけるアルコールへの期待は，成人の飲酒者が持っている期待に非常に類似しており，これらの期待が，彼らの飲酒パターンを予測することを発見した。

　期待と自己効力感は，密接に関連している。上記の例の喫煙者が，純粋に禁煙が健康や寿命に良いと心から信じていたとしても，止める能力への自信がなければ（すなわち，実行と対処における自己効力感が低ければ），禁煙しようとすることを避けるだろう。また，ある人にとっての特定の期待の重要性を考慮することも大切である。これは，**期待－価値**（expectancy-value;

Fishbein and Ajzen, 1975）の考えで，記憶にある情報は，必ずしも一貫して行動を決定するわけではないとする，社会学習理論の原則を補強している。喫煙者の例で話を続けると，彼らが，禁煙は健康を改善すると期待していて，そして，止めたい時にはいつでも止めることができるという自信がかなりあると仮定してみよう。そのような喫煙者が実際に禁煙しようとしない理由の一つとして，彼らが，今のところ悪い健康状態にあると感じていないために，単純に，この行動（禁煙）の結果（健康になる）に対して，価値を置いていないということが考えられるだろう。

本章のまとめ

　本章では，アディクションが基本的に学習された行動であることを示唆する，依存症に関するいくつかの重要な理論について考察してきた。初期の学習理論は，認知的な過程を除外した，単純な刺激－反応理論を基本としたアディクションの説明を提案した。他方，社会学習理論は，学習の認知的な媒介の役割を含めることにより，アディクションに一層深い理解をもたらした。社会学習的アプローチは，学習理論の重要な考えに矛盾するものではなく，人と，その周りを取り巻く世界に対する彼らの認識の影響も考慮した，アディクションの形成を理解するより良い方法をもたらしたのである。
　次の２つの章では，さらにアディクションの心理学的な側面を探求し，認知的過程と思考力と共に，精神の制御と選択の役割について検討する。

参考文献

　Bnadura, A. (1977) *Social Learning Theory*. Englewood Cliffs, NJ: Prentice-Hall.

　Goldberg, S.R. and Stolerman, I.P. (1986) *Behavioral Analysis of Drug Dependence*. Orlando: Academic Press.

　Heather, N. and Greeley, J. (1990) Cue exposure in the treatment of drug dependence: the potential of a new method for preventing relapse. *Drug & Alcohol Review*, 9, 155-68.

Marlatt, G.A., Bear, J.S. and Quigley, L.A. (1994) Self-efficacy and addictive behavior. In A. Bandura (ed.), *Self-efficacy in Changing Societies*. Marbach, Germany: Johann Jacobs Foundation.

O'Brien, C., Childress, A., McLellan, A. and Ehrman, R. (1992) Classical conditioning in drug-dependent humans. *Annals of the NY Academy of sciences*, 654, 400-15.

Siegel, S., Hinson, R., Krank, M. and McCully, J. (1982) Heroin overdose death: Contribution of drug-associated environmental cues. *Science*, 216, 436-7.

第4章

アディクションを制御の問題として理解する

👁 はじめに

　この章では，すべての行動はある意味では，人が選択した結果であるという考えに焦点を当てる。誰かがあなたの頭に銃を突きつけて，やりたくないことをするようにあなたに要求するような極端な例でも，何を要求されていようと，それをしないという選択肢が残されているのは，明らかである。確かに，自己保存の意識が，あなたを苦しめる者の要求通りに行動する強い動機となるだろう。しかし大事なのは，選択することがとても難しくても，なお選択は残されているということだ。

> **この章で説明すること**
> ・心理学的視点からの自己制御
> ・様々な人間の行動を理解する上での合理性の理論の重要性
> ・アディクションは，制御を実行する能力における障害の一形態であるとする理論と研究

👁 自己制御（self-control）

　我々は，生活の中で常に，自分の行動を制御している。これには，ある状

況に対して適切な反応を促進するのと同様に、抑制することも含まれている。例えば、友人が、彼らに起きたとてもばつが悪いけれども、おもしろい出来事をあなたに話した時に笑いをこらえることは、かなりの努力を要する。笑いたい衝動を抑制できるかどうかの結果次第で、友情を維持できたり失ったりする。一方で、真冬の朝6時の目覚まし時計は、あなたが仕事に遅れないことの重要性を警告してくれるが、そのまま寝ていたい衝動は非常に強いだろう。ベッドから抜け出す反応を規則正しく作動させることが、雇用の継続ができるかどうかにかかわってくるかもしれない。

　重要なことだが、自分の行動を制御する能力は、いつも安定しているようなものではない。ボウマイスター（Baumeister, 2003）は自己制御に関する研究のレビューを行い、自己制御は、一種の精神的なエネルギー、あるいは資源として考えられるべきであるとした。**自己制御資源モデル（energy model of self-regulation）**は、自己制御は、消耗してしまうものだと述べている。これは、したくないことをする時にこのエネルギーを消費すると、その後、他の活動に対して同様の自己制御を行う能力は、一時的に欠乏するということを意味する。人が自己の行動を制御する能力は限られており、この能力は消耗してしまうと、回復には時間がかかる。

　ムラベンとシュミュエリ（Muraven and Shmueli, 2006）は機会飲酒者におけるこの自己制御資源モデルを支持するエビデンスを提供した。この研究で、対象者は4分間、アルコールまたは水のにおいを繰り返しかぐように指示された。そして、誘惑に抵抗できない場合は飲んでもよいが、できる限り飲まないように言われた。次に彼らは、2つの関連のない自己制御を要する作業（できる限り長く手を強く握ったままにすることと、ある刺激が提示されても事前に学習した反応をしないこと）を指示された。飲酒の強い誘惑を訴えたものでは、その関連のない2つの自己制御の課題のいずれにおいても、相当悪い成績であった。この研究は、飲酒欲求に抵抗することで、その他の全く関連のない課題に対する自己制御する力が弱まったことを示している。このことは、自己制御能力自体が消耗されるエネルギーの一形態であるという考えを裏づけている。

　ゲイリオットら（Gailliot et al., 2007）は、自己制御に関する研究を一歩先に進めて、自己制御する能力は、血糖が関連している可能性を示した。こ

の研究では，研究参加者は，自己制御を要する様々な課題に取り組むように要求された。血糖レベルが，その前後で測定された。そして，課題を行った後に，かなり血糖が減少することが示された。その上，血糖の低下は，その後の自己制御の課題の結果が悪いことと関連があり，血糖レベルが低い人は，他の人たちよりも結果が悪いことが分かった。さらに興味深いことに，この血糖値が低い者に認められた自己制御の障害は，糖分を含んだ飲みものを与えると回復した。妙に思われるだろうが，「考えること」は，実は自由な活動ではない。我々が考える時には脳を使うが，脳は他の臓器と同じように，エネルギーを必要としている(Sokoloff, 1973)。一生懸命考えれば考えるほど，我々はより多くの燃料を消費する。

このような研究を基本として，ボウマイスター（2003）は，アディクションの形成には，その人の自己制御する能力が次第に弱まることが，関与しているかもしれないと主張してきた。薬物離脱症状に対処することはとても大変であり，薬物を使用しさえすれば症状はほぼ即座に軽減されることを知っている時は特にそうであることを理解するのは確かに難しくない。それなら，もし，回復期の薬物依存症者が，断薬した状態を続けようとするために多大な精神的な努力を費やしたなら，再使用や再発が結果としてますます起こりやすいことを想像するのも難しくはない。

◉ いつ選択であって，いつ選択ではないのか？

これは，変な質問に聞こえるかもしれないが，それでも重要なものである。単純な答えは，人がそれを選ぶように強要されれば，選択は選択ではなくなるというものだろう。しかしこれは，ここで我々が興味を持つ考えではない。それより，我々が行う選択はいろいろな影響を受けていて，時として，我々がした選択が「我々のために選択された」ように見えるほど，そのような影響は強いのだという考えを強調するために，この質問は使われている。

アディクションに関連する例を使うと，アルコール離脱症候群は特に不快な経験であり，他のほとんどの乱用薬物の離脱症状とは違い，時として致命的なものとなり得る。重度のアルコール依存症者患者が，ある日酒を飲むことを止める決意をして支援を求めるかもしれない。しかし，断酒初期には，

吐き気や不安から手の震え，下痢，不眠まで，いくつかのかなり辛い症状を経験するだろう。これまでの章を読んで離脱症状について理解しているなら，これらの症状の多くは，飲めば緩和できることは分かっているだろう。この知識に，飲酒できる状況が加わると，我慢できなくなる可能性があり，時には実際にそうなってしまって，再発が起きる。

再発した本人自身がそれを選択の結果とすることは，理にかなったことである。しかしながら，どのような要因が個人の決定に影響を与えたのか，再飲酒，薬物再使用をしないままで誘惑に負けないためには何が必要であったのかを，検討することは当然必要である。本章の残りの部分では，依存症者が行う決定に影響するいくつかの重要な要因について検討していきたい。

パーソナリティとアディクション

パーソナリティに関する研究は，人が互いにどのように異なっているか，または似ているかということを，明らかにしようとする試みである。「パーソナリティ」についての考えは，多くの人にとってかなり直観的なものであるが，明白に定義するように求められても，それはとても難しい。パーソナリティ研究において，状態（states）と特性（traits）の2つの重要な特徴を，区別するのが通常である。**パーソナリティ状態**（personality states）は一過性のその人の特徴と考えられ，個人の「通常」のあり方を反映してはいない。例えば，いつもは穏やかで静かな人が，大きなストレス状況下に置かれると，その人らしくなく，いらいらして，短気になるかもしれない。しかし，明らかに，その人を「定義」するのに，人はこの行動を使いたいとは思わない。一方，**パーソナリティ特性**（personality traits）は時間や状況で，ほとんど変化しないものである。例えば，自信があり，社交的で，注目されるのを楽しむ人を表す外向性（extroversion）は，よく研究され比較的安定したパーソナリティ特性である。

パーソナリティ特性理論（trait theories of personality）は，個人を分類するために用いられる中心的特性を，特定しようするものである。これらの理論の中で，中心となるパーソナリティの特徴を3種類（Eysenck and Eysenck, 1985），5種類（Tupes and Christal, 1992），そして16種類（Cattell

1957)の要因に分類しようとしてきたモデルが,最も有名である。それぞれが,パーソナリティを定義する際に「中心」と考えられる対応している特性の数を列挙している。しかしながら,特定された数に関係なく,個人を特徴づける真に永続する安定した特性があるのかどうかが,重要な問いである。マクレイとコスタ (McCrae and Costa, 1990) は5つの要因からなるモデルのテストを行い,その後3年目と6年目に再テスト信頼性を調べた。その結果は,時間の経過でもこれらの特性は変化しないということを示した。そして,2人は,多くの場合,パーソナリティは固定されたものであると結論づけた。他の研究も,限られた数のパーソナリティ特性は,長期経過の中でもほとんど変化しないとする全般的結論を支持している (Burns and Seligman, 1989)。

　パーソナリティに関する研究それ自体は,普通は,自己制御に関連した分野として考えられていないかもしれないが,我々は,パーソナリティがどの程度,アディクションへのなりやすさに関連しているのかというアディクション領域への関心のためにパーソナリティに関する研究をここに含めている。ある意味では,我々は多くの点で,アディクションになりやすいのかもしれないという考えは,我々の制御の範囲外の要因が我々の行動を左右していることを示唆しているようだ。

　最も影響力のあるパーソナリティ理論の1つは,クロニンジャー (Cloninger, 1987) のアディクションの3次元理論である。クロニンジャーは,人を物質依存にさせやすい3つのパーソナリティ的特性,すなわち**新奇性追求 (novelty seeking),損害回避 (harm avoidance),報酬依存 (reward dependence)** を特定した。新奇性追求とは,新しい経験に積極的にかかわろうとする程度で,損害回避は,心配したり,悲観的になる程度,報酬依存は,報酬行動から素早く学習する傾向と,将来,報酬行動を繰り返す程度である。個人が持つこれらの特性の程度の差異が,個人の行動における幅広い違いを決定している。そして,クロニンジャーは,これらの特性の異なるプロフィールがアルコール依存症の異なるタイプ,特に若年発症と非若年発症の区別を予測することを発見した。

　刺激追及 (sensational seeking) は,クロニンジャーの新奇性追求に似た特性で,これもまたアディクションを行うことを予測することが示されてい

る。そして、刺激追及はアディクションの進行の初期段階で特に重要である可能性がある（Zuckerman, 1983）。刺激追及性が高い人は、行動の抑制が少なく、退屈になりやすく、新奇な経験を求め、冒険やスリルを楽しむ傾向がある（Zuckerman, 1994）。もしこれらの特性を持つとするならば、このようなパーソナリティのために薬物を試すことが起きやすくなる理由は、容易に理解されるであろう。そしてこの薬物の使用を開始することが、すでに説明したように、薬物依存症が形成されるのに必要な第一歩である（しかし、薬物を試すことが必ずしもアディクションを引き起こすわけでないことを強調しておきたい）。

アディクションのパーソナリティ理論は、確かに直観に訴える多くのものを持っている、またこのパーソナリティ理論が、アディクションのサブタイプにおける違いを予測する妥当性を支持する多くのエビデンスがある。しかしながら、これらの理論を利用する際の大きな問題の1つは、特性と行動の関係について、明確性に欠けることである。これは、単にアディクションの分野においてだけではなく、より一般的なパーソナリティ理論における、大きな問題点である。

この問題は、単純化すれば、ニワトリが先か卵が先かの問題と要約できる。すなわち、アディクションを引き起こす特性が先にあるのか、中核となる特性に変化を起こさせるアディクションが先にあるのか、必ずしも常に明らかであるわけではない。先に考察したように、ある特性がアディクションの発症を予測できるというエビデンスはあるのだが、パーソナリティ理論に伴う困難は、そう簡単には解決しない。これは、ある特性（例えば刺激追及性）がアディクションに先行するというエビデンスはしっかりあるのだが、この特性がアディクションを起こさせているとしても、どのように起こさせているのかということを知る方法がないからである。

例えば、もし配偶者の死といった人生の重大な出来事を経験したとすると、この大きなストレスにより、この出来事に対処するために、アルコールや薬物を使用するようになるかもしれない。この対処方法を選択する（友人や家族からの支援を求めるよりも）可能性は、もしかするとあるパーソナリティ特性により影響されるかもしれない。これは、特定の特性がアディクションの「原因」になっているように見えるかもしれないが、実際は、それらの特

性は間接的に影響しているだけかもしれないということになる。あるいは，先に述べた重大な生活上の出来事は，パーソナリティ特性に変化を起こす原因であると同様に，もしかするとアディクションの直接的な原因でもある可能性がある。アディクションと性格特性自体は，関連のない可能性がある。これは交絡因子として知られていて，ある行動とパーソナリティ特性の間に実際は関連がない場合にも，単に両者が同時に起こっているのを見たという理由で，関連があるという誤った結論を導く可能性がある。これら2つの可能性のあるアディクションの説明を，それぞれを図4.1に示した。

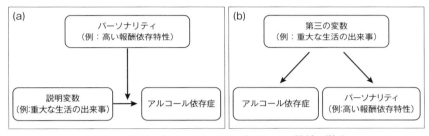

図 4.1　アディクションとパーソナリティの関係の説明
(a) パーソナリティ特性とは関係なく，重大な生活の出来事がアルコール依存症を引き起こす可能性があるが，その出来事の影響力は，それを強めたり弱めたりできるあるパーソナリティ特性によって左右されることを示している。
(b) 生活上の重大な出来事のような第3の変数が，どのように独立して，アディクションとパーソナリティに影響を与えているのかを示している。この第3の変数は，関連がない時でも，アディクションとパーソナリティの2つが関連しているという間違った結論を導く可能性がある。

　パーソナリティ特性とアディクションの因果関係の本質を理解することの明白な難しさは別として，たとえそれが記述的な方法で示されたものとしても，アディクションの進展への理解のためには明らかに重要である特性がいくつかある。さらに，特性がある行動と社会状況への嗜好性へ影響している程度まで，パーソナリティは，個人の活動の「制御」に関連している1つの要因と考えられ得る。しかしながら，特定の特性とパーソナリティ特性はいくつかのアディクションと**関連している**一方で，「嗜癖人格（addictive personality）」といった考えを支持する説得力のあるエビデンスはないということはここではっきりさせておくべきである。もっと重要なのは，アディ

クションを進行させ維持する生物学的，心理学的，環境的影響である。アディクションが個人の目的にかなうのであれば，誰でもアディクションを発症する可能性がある。アディクションは，個人の現在のニーズや願望と合致していて，個人によってなされる合理的な決定だとみなされ得るという見解は，合理的選択理論（rational choice theory）の支持者たちによって考えられてきた。

アディクションについての合理的選択理論

　ベッカーとマーフィー（Becker and Murphy, 1988）は，行動の経済モデルを基に，アディクションの合理的選択理論（rational choice theory of addictive behaviour）を発展させた。具体的に言うと，彼らの理論は，嗜癖行動を行う人が自己の最大の利益を追及している限りにおいて，アディクションは**合理的（rational）**であると主張した。

　もし，通常は明らかに負の結果をもたらし，その負の結果にもかかわらず続く行動としてアディクションを理解するならば，これは直観に反した理論にみえるかもしれない。しかし，ベッカーとマーフィーは，「利益（benefit）」を通常とは違った用い方で概念化している。具体的に言うと，利益とは，可能な限り最も効率の良いやり方で，自分の目的を達成することと理解される。これらの目的が長期的な健康などの面で必ずしも良いかどうかということとは無関係だ。もし，目的が行動の**結果**にかかわりなく，**今日**可能な限り多くの楽しみを経験できるのであれば，長期的結果について心配しないで，精神を変容させる薬を試すことは，完全に合理的なことである。

　この理論には，多くの問題がある。中でも最も重要な問題は，この理論は，望んで薬物を使用している薬物使用者と，本当は止めたいと思っているが薬物を使用している薬物使用者とを，区別することができない（第1章の，フランクフルトの「自発的嗜癖者と不本意な嗜癖者（willing and unwilling addicts）」を参照）。レイガン（Reagan, 2009）はこの問題を詳細に議論しており，ベッカーとマーフィー（1988）により提唱された合理的選択理論によると，レイガンは，この2種類の依存症者の間には違いがないことになると説明している。基本的に，この理論は両者を同じものとして扱っているため，

再発後に再び断薬している状態において、再び起こる薬物使用についての理由に関しても、全く同じものとして仮定しなければならない。もちろん、これは明らかに事実とは異なる。再発の状況や理由は、人により違うだろう。合理的選択理論は、このことを全く説明できていない。

アディクションは、常に現在の目的と目標を達成し、個人にとっての利益を最大化する方法として理解されている。常に合理的な行動であると、その理論が強く主張するために、必然的にこの問題が生じる。これは、アディクションという状況においてだけでなく、より一般的な人間のより幅広い行動全般の状況においても明らかに、間違った仮定である。

この理論を守るため、ベッカーとマーフィー（1988）は、実際には、アディクションをより広い意味で、すなわち、個人よりも集団のレベルで、概念化しようと試みていたと主張できるだろう。これに基づいて、彼らは、嗜癖性の強い商品や物質の「費用」を上げることが、消費や使用を減少させると主張した。ここでの費用とは、所有に対する厳しい罰則やアルコールやタバコやギャンブルなどに対する課税を含めた、使用に対する負の結果として広い意味で定義されている。原則的に、社会問題としてアディクションについて考えた時には、これは異論のない提案であるが、単純に値段を変えることだけで、問題がかなり進行したアディクションを持つ人が、行動を変えるというエビデンスはほとんどない。そして、この種のアプローチを行えば、問題は社会に移る（例えば犯罪化を促進するなど）（この予防の問題に関する議論については、第7章を参照）。

合理的選択理論自体の問題にもかかわらず、近年、アディクション障害を選択の1つとみなす、アディクション理論への関心が高まってきている。すなわち、アディクションを進行させ維持している人による選択は、誤った意志決定の過程によって導かれているかもしれないという考えである（Redish, Jesen, and Johnson, 2008）。この問題については、次章で、どのように人は決定を行うのか、依存症においてはこれらの意志決定システムがどうして上手くいかないのかを考察する時に、もう一度取り上げる。

[科学的に考えよう] →
人間の合理性：人はどれくらい合理的なのか？

　合理性は，人についてかなり肯定的な特性を表す時に，しばしば使用される言葉である。多くの人は，自分が非常に合理的であると考えたいものだが（非合理的であるよりは），実際には我々はこの言葉で何を意味しているのであろうか。少なくとも2つの異なるタイプの合理性—手段的（instrumental）と認識的（epistemic）—を区別することが可能である。人は，この両方を大なり小なり示すことができる（Stanovich, 2009）。

　手段的合理性（instrumentally rational）の高い人は，生活の中で最も効率のよいやり方で目的を達成する選択をする傾向がある。もちろん，手段的合理性があることは，卑しいことではない。その他の多くの要因が選択に影響を与えるため，常に目的が達成できるほど，人生は単純ではない。しかしながら，重要な点は，やはり単純である。もしあなたが手段的合理性が高いのであれば，自分から必要以上に生活を難しくすることはしないであろう。例えば，もしあなたが授業中，質問をしたいと思い，手を挙げればそれが可能と思った場合，手を挙げることは手段的合理性にかなった行動である。他のすべてのことも同様である。

　認識的合理性（epistemically rational）の高い人は，全く別のものである。認識的合理性は，人生の中で私たちが知っている（あるいは知っていると思っている）もの，信じていること，目指しているものが，私たちの社会の在り方に合致するすべてであることを確かめるために，心の内を評価することに関わっている。例えば，認識的合理性があまりない人は，彼らの信念に矛盾する情報に耳を傾けることは避けようとするだろう。たとえ，彼らが避けているエビデンスや議論が彼らの信念が誤りであることを決定的に証明したとしても，認識的合理性のない人は，明らかに正しくない信念を持ち続け，自分の信念を否定したり気持ちを変えることをしない。これは馬鹿げたふるまい方であるように見えるかもしれないが，稀なものではない。人は，たとえ，エビデンスが正しいはずがないと示している時でさえも，いつも根拠のない信念にとらわれやすいものである。

ここまで，アディクションにおける選択の役割について理解を深める2つの理論的見解について検討してきた。しかしながら，2つの理論に共通する限界は，それによって選択する能力が損なわれるかもしれない，心理学的，あるいは他の機序についての議論が全くされていないことである。薬物依存の場合には選択が限定されている可能性があるという理解に大きく貢献する1つのモデルは，報酬過敏性理論である。

◉ 報酬過敏性理論

ロビンソンとベリッジ（Robinson and Berridge, 1993）は，薬物使用への強い強迫性と衝動性の進展を説明する方法として，薬物渇望の報酬過敏性理論（incentive-sensitization theory）を提唱した。具体的に言うと，この理論は，多くのアディクションのいくつかの重要な特徴を説明している。薬物使用を例にあげると，主観的な喜びが薬物から得られなくなっている時ですら，薬物使用は継続される（第2章の耐性を参照）。そしてアディクションそのものは，個人がそれを必要にせまられて選択したと感じるようなものよりもむしろ，しばしば抑えがたい強迫的な使用の結果として報告されている（Miller and Gold, 1994）。

報酬過敏性理論は，継続した薬物使用は，脳のドパミン作動性の報酬系に変化を引き起こすという考えを基礎としている（第2章参照）。この報酬系は，環境の手がかり刺激（cue）に対する**報酬顕現性（incentive salience）**に関係している。簡単に言うと，報酬顕現性は，対象や手がかり刺激が正の報酬に関連するようになることを意味しており，将来，好ましいものと評価されるようになるものである。学習されて関連づけられるこのような形の神経生物学的機序は，第2章で考察した報酬系を基礎としている。関連因子によるこの学習の説明は，行動学者によりなされる学習の説明に大変類似していることに注目してほしい（第3章参照）。

報酬過敏性理論によると，ほとんどの依存薬物はこの脳内報酬系を乗っ取り（ハイジャックし），薬物関連の手がかり刺激に対して神経過敏性が不均衡に増加し，そのことが，薬物を使用したいという病的な強迫性をもたらすことになる。重要なことは，この強迫性は，必ずしも自覚されず，その行動

が負の結果に至ることが分かっている時でさえも，薬物を使用したいという強力な衝動として現れる可能性があることだ。

　ここで，ロビンソンとベリッジ（1993; 2000）による，**薬物欲求（drug wanting）**と**薬物志向（drug liking）**の違いを明確にすることは有用である。薬物関連刺激に対する報酬顕現性は，薬物使用の強い衝動を生じる（これを彼らは，**薬物欲求**と呼ぶ）。他方，**薬物志向**は，脳内の異なる神経経路が関与しており，予期される薬物の**快感効果**に関連している。例えば，ヘロインが好ましい多幸感覚を引き起こすと期待しているのでヘロインを使用するというのが，薬物志向の例である（「良い気分にしてくれるので私はヘロインを使用します。私はその感じが好きなのです」）。ヘロインを使いたいという気はないのだが，使わずにいられないのでヘロインを使用するというのが，薬物欲求の例である（「私はヘロインを使用したくありません。にもかかわらず，ヘロインを使用したいという強い衝動を感じます」）。

　この理論は，アディクションの領域で影響力を持ってきた。しかしながら，報酬過敏性理論のエビデンスのほとんどが，動物研究からのものであって（例：Fontana, Post and Pert, 1993），人に対するエビデンスが不足していることが，早くからの欠点であった。しかしながら，近年になってようやく，人に関する研究のエビデンスも現れ始めた（Robinson and Berridge, 2008; Leyton, 2007）。この理論が明らかに強調しているのは，依存性薬物の使用あるいは乱用は，薬物を使用するという無意識の動機により駆り立てられる「コントロールの喪失（loss of control）」を，引き起こしていることである。薬物欲求は，本質的に，薬物を使用しようと意識的決定をする個人に依存したものではない。それは，薬物と正の強化との間の学習された関連を単に反映していて，意識的認識を必要としない認知過程の1つの形態を表している。この無意識の過程の問題については，次章でかなり詳しくみていくことにする。

　手がかり刺激による無意識の認知過程がアディクションを促進しているという，報酬過敏性理論によってもたらされる洞察が重要である一方，あまり明らかになっていないことは，アディクションをもつ多くの人が，特に薬物を止めたいと意識的に決断した時でさえも，これらの薬物欲求の衝動を乗り越えることがなぜこれほど難しいのかということである。本章で提示する最

後のモデルでは、そのような衝動を抑制するために通常は活性化される脳内システムの機能不全の結果として、薬物使用衝動を乗り越えることができないことが、どのように起こり得るのかについて、みてみたい。

👁 抑制調節障害理論 (inhibitory dysregulation theory)

アディクションの理論の多くに共通した困難な点は、渇望と衝動、そしてアディクションの進行、維持、治療におけるその渇望と衝動の役割などが、どのようにしたら理解されるかということである。大部分の人が、「渇望 (craving)」が何を意味するのかを直観的に理解しているにもかかわらず、「渇望」という言葉が十分に定義されていない概念であるという事実により、この困難さはいっそう大きくなっている。

渇望は、臨床的に重要な構成概念であることは明白なのだが、渇望が薬物使用を引き起こすものであるのかどうか、また、渇望は単にアディクションの副産物なのかどうかということは、明らかでない。

報酬過敏性理論は、薬物衝動が無意識の薬物欲求過程の結果である可能性を明らかにし、薬物衝動という現象に関する理解を著しく進展させてきた。しかしながら、この理論が直面している問題の1つは、薬物渇望は、薬物使用や再発に関連していないことがしばしばあるということである（例：Miller and Gold, 1994）。したがって、この理論は、渇望を説明してはいるものの、アディクションに関連しては、渇望は必ずしも理解すべき最も重要なものではない。

ラブマンら (Lubman, Yucel and Pantelis, 2004) は、アディクションは実際には強迫的な行動の問題であるという考えを起点とした抑制調節障害 (inhibitory dysregulation) という理論を発展させることによって、報酬過敏性理論のこの認識された弱点に取り組もうとした。すなわち、アディクションの中心的問題は、使用パターンの明らかなコントロール障害として概念化されていて、この問題は、薬物の最初の試し行為から始まり、時間と共に進行するものである。

具体的にいうと、ラブマンら (2004) は、依存薬物は、ロビンソンとベリッジ (1993) によって記述された報酬過敏性 (incentive-sensitization) 効果を

生みだすことにより，報酬系において過敏性（hypersensitivity）を引き起こす可能性があるが，報酬系に生み出される衝動を通常は乗り越えることを可能にする脳内領域の障害も同時に起こっているということを示すエビデンスを提示した。前帯状回（anterior cingulate）と眼窩前頭皮質（orbitofrontal cortices）というこれらの脳の領域は，人の行動全般の抑制制御（inhibitory control）を行う際に重要である。そのため，この部位の障害は，より脱抑制的で衝動的にみえる行動を引き起こす。

　抑制制御は，長期の目的を達成するために，将来の報酬をあらかじめ考慮しなければならない状況では，特に重要である。抑制制御は，以前学習した反応を抑制しなければいけない時には，さらに重要となる。物質依存の文脈で考えた時には，学習された反応とは，離脱症状を経験した時に薬物を使用するという形をとるかもしれない。もし長期間，離脱症状に反応して繰り返し薬物使用をしてきたのなら，薬物使用という反応をしないためには，前帯状回と眼窩前頭皮質を活性化する必要があるだろう。本章の初めに議論したように，これは，そのような脳の領域における大量の血糖の代謝が関係する努力を要するような思考であるため，それらの脳の領域で大量の血糖が利用可能であることが必要となる（Gailliot and Baumeister, 2007）。

　ラブマンら（2004）の抑制調整障害理論は，ロビンソンとベリッジ（1993）によりもたらされた理論を超えて，薬物依存が，多くの薬物使用パターンを代表する，衝動的で報酬志向性の反応を抑制するために必要とされる，脳内の特定の領域に実際に障害を引き起こしていることを示すことにより，さらなる理解をもたらした。実際に，多くの薬物の使用や乱用は神経に有毒であり，脳の構造に重大な損傷を与えるということを示す研究は，現在増え続けている。

◉ 本章のまとめ

　本章は，自己制御と行動制御の考えをめぐる議論で始めた。そして，自己制御は現実的に，身体的な意味で努力を要するという結論に至った。残りの議論は，どのようにアディクションがコントロール障害となり得るのかを理解する助けとなるいくつかの重要な理論と論理的見解，またアディクション

を止め続けるために必要な制御を行う能力を減弱させる可能性のあるいくつかの要因に焦点を当ててきた。次章では，人が選択を行うことはどのようなことなのか，またその選択は本章で議論されたような影響によって限定されるものなのかどうかを理解をするために，意志決定（decision-making）の概念に焦点を移すことにする。

参考文献

Baumeister, R.F. (2003) Ego depletion and self-regulation failure: A resource model of self-control. *Alcoholism: Clinical and Experimental Research*, 27, 1-4.

Becker, G.S. and Murphy. K.M. (1988) A theory of rational addiction. *Journal of Political Economy*, 96, 675-700.

Cloninger, C.R. (1987) A systematic method for clinical description and classification of personality variants. *Archives of General Psychiatry*, 44, 573-88.

Lubman, D.I., Yucel, M. and Pantelis, C. (2004) Addiction, a condition of compulsive behavior? Neuroimaging and neuropsychological evidence of inhibitory dysregulation. *Addiction*, 99, 1491-502.

Muraven, M. and SHmueli, D. (2006) The self-control costs of fighting the temptation to drink. *Psychology of Addictive Behaviours*, 20, 154-60.

Robinson, T.E. and Berridge, K.C. (2000) The psychology and neurobiology of addiction: An incentive-sensitization view. *Addiction* 95, 91-117.

第5章

アディクションの自動性を理解する

👁 はじめに

　前章は，人がかかわる行動は，アディクションも含めてどのようなものでも，ある程度は「選択」されてきたはずであるという考えから始めた。前章と，それまでの章でも議論された理論と考えは，人の行動を制御する力を障害する可能性のある要因について，ある程度理解させてくれる。原則的にはほとんど常に選択は存在している一方で，これらの選択は時として決定することがきわめて困難であり，我々にとって不利に作用するかもしれない多くの要因があるため，その選択があたかも我々に代わってなされたように見えることもあることを見てきた。

> **この章で説明すること**
> ・アディクションにおける選択と意思決定（decision making）の役割
> ・認知プロセスの二重システムモデル（dual system model）が，アディクションを理解するためにどのように使用できるか
> ・自動的な無意識の過程が，アディクションの進行と維持の理解に非常に重要であることを示唆する理論とエビデンス
> ・新しい介入法の開発における上記の比較的新しい研究分野の有用性

　ほとんどの人が，たとえその理解が単にフロイト（Freud）により提唱され

た性の強迫的な無意識という考え方に基づいているとしても，無意識の過程についてはよく知っているだろう。精神力動論における無意識は，願望や欲求，そして葛藤で満ちた我々の心のやや暗く情熱的な部分である。現在の認知心理学において，無意識に関することは，大げさに騒ぎたてるほどではないが，確かに興味をそそられる。

まず初めに，無意識という言葉が認知プロセスとの関連において意味することを理解することが重要だ。**無意識のプロセス**は，単に人が**気づいていない**認知プロセスのことである。すなわち，認知プロセスは**多かれ少なかれ**，意識されたものということができるように，意識は単に認知プロセスの特徴の1つである。今話題にしようとしている重要な問題は，認知プロセスが行われるためには，どの程度，意識（consciousness）が必要か，すなわち，どの程度思考は自動的であるのかどうかということである。**自動認知プロセス**（automatic cognitive processes）は，**制御された認知プロセス**（controlled cognitive processes）と対比される。

認知プロセスが，自動であるか制御されているかという考えは，2つの異なるシステムを前提とする認知心理学におけるより一般的な枠組みの一部である。認知機能についての，いわゆる**二重システム理論**（dual systems theory）は，本章における意思決定の議論における基礎となっている。二重システム理論は，我々の認知プロセスは自動的なプロセスから成る**システム1**と，制御されたプロセスから成る**システム2**の2つの異なるシステムに分けられることを示している。二重システムの枠組みの議論に移る前に，簡単に自動的なプロセスと制御されたプロセスを順番に見ていこう。

👁 二重システム理論と行動

多くの人にとって，自分の行動についての誤った理解は，自分の行動は自分が選択し，「自分の心を分かっている」と思っていることである。実際の精神の働き方は全く違っていて，我々には特権があって自分の認知プロセスに無制限にアクセスできるという考えは，全くの間違いである。ニスベットとウィルソン（Nisbett and Wilson, 1977）は，何年も前に，人が自分の行動と考え方の理由を正確に説明できないことがいかによくあるかを示した先

駆的論文の中で，この神話を否定した（次の［科学的に考えよう］の欄を参照）。そうではなくて，たいていの場合，我々は，態度，決定や計画などの認知プロセスの結果にしかアクセスできない。厳密にこれらの結果（outputs）がどのようにもたらされるのかについては，いまだ明らかになっていない。我々の精神活動の多くが，「舞台裏」で起きているという証拠が，自動的認知プロセスと制御された認知プロセスという心理学の二分法をもたらした。

［科学的に考えよう］→
知ることができる以上のことを語ること

　心理学において今有名になっている論文でニスベットとウィルソン（1977）は，人は自分自身の認知プロセスについて正確な情報を提供することはできないとする説得力のあるエビデンスのレビューを提示した。人は，問われれば，しばしば自分の認知プロセスを進んで説明しようとすることが多く，自分の説明に疑問を持たない傾向があるという正反対のエビデンスがあるにもかかわらず，それでもこれは，事実であることが示された。

　ニスベットとウィルソンにより議論された１つの例は，ゴーサルズとレックマン（Goethals and Reckman, 1973）によって行われた研究についてであった。ゴーサルズとレックマンは，彼らの研究で，アメリカの学校における人種差別を減らすための学童の「バス通学制度（busing）」について以前に意見を述べるように求められたことのある集団を参加者として採用した（バス通学制度は，白人だけ，あるいは黒人だけの学校を減らすために，大部分が白人あるいは大部分が非白人である地域の学校に通えるように無料バスで学童の送迎を実施した）。この制度に強く賛成および強く反対の人が同じ意見を持つ人とのグループ討議に参加するように集められた。重要なのは，それぞれのグループの１人は，実はそのグループ内で表明された意見に反対して説得するために送り込まれたスパイだったことである。グループ内での議論の後に，参加者は彼等のバス通学制度に対する考え方の再評価を求められた。賛成だった人は，以前よりは反対の気持ちに傾き，反対だった人は前よりは賛成の気持ちに傾いたことが分かった。もちろんそのグループに反対の意見を言う説得力のあるスパイが送り込まれれば，人は意見を変えるかもしれないので，明らかにこれは驚くような結果ではない。研究者たちが，全参加者にバス通学制度に

対してグループ討議の前にどのような意見を持っていたかを可能な限り思い出すように要求した時に，この研究から得られる重要な発見があった。対照となるグループ（すなわちスパイがグループに反対するように配備されていなかった場合）では，かなり正確に，以前の態度を思い出すことができた（ディスカッション中に意見を変えたかどうかは別として）。一方で，スパイがもぐりこんでいたグループの参加者は，元々以前よりは賛成または以前よりは反対の気持ちがあったと思い出した。実験者が参加者に今回答えたことを1週間前のものと照合すると念押しをしたにもかかわらず，このような結果であった。これらの参加者は，グループ内のたった1人の反対の声によって気持ちを変えたのである。しかしながら，多少不安だが，彼らはそういうことが起きたことを認識していないようであった。そして，全く真実と違うのだが，彼らは，議論を行う前から，現在の考え方をすでにもっていたと報告さえしたのである。

　この研究とニスベットとウィルソン（1977）によりレビューされたその他の多くの研究は，人が自分自身の認知プロセスの機能に対して持つ不十分なアクセスを示している。ニスベットとウィルソンは，人は，どんな認知プロセスが起きているかについて報告するよりもむしろ，自分自身の行動や思考に対する「最も妥当な予測（best-guess）」のような説明を思いつく傾向があるということを示した。これは，日常生活において我々自身の目的にかなっているかもしれないが，人間の精神がどのように機能しているかを知りたいと思っている心理学者にとっては，参加者の言葉による報告に頼ることは明らかに信頼できない方法であることを示している。

自動認知プロセス

　システム1に含まれる自動認知プロセス（automatic cognitive processes）は，意識の外で起こるものであり，人によって直接調べられることはできない。自動的な認知プロセスは，単純なもの，複雑なものを含めた広範囲の行動で立証されてきた。例えば，バー（Bargh, Chen, and Burrows, 1996）は，参加者に高齢者に関連した言葉を聞かせると，その後，その人の歩く速度が遅くなることを示した。ディジクスターヒュイスとファン・ニッペンベルグ（Dijksterhuis and van Knippenberg, 1998）は，知的な発想が活性化されると，その後，トリビアルパスート（訳注：クイズ形式のボードゲーム）での

成績が良くなることを発見した。さらに，最近，ウィリアムとバー（Williams and Bargh, 2008）は，彼らの研究で，研究者のために温かいコーヒーカップを持つように指示された参加者は，冷たいコーヒーカップを持つように指示された参加者よりも研究者のことをより「温かい」人と後で評価したことを示した。少し奇妙に思えるかもしれないが，これらの研究において重要なことは，研究者によって操作されている刺激（例えば，コーヒーの温度）とそれに続く彼らの行動（例えば，研究者についての判断）との間の関連について，参加者が全く気がついていないということである。これらの研究において，自分がそのように行動したことに気づかないで刺激に対して反応していることは確かである。このことは，自動的認知プロセスにとって非常に強いエビデンスとなっている。

制御された認知プロセス

自動的認知プロセスと対比されるのが，システム 2 に含まれる制御された認知プロセス（controlled cognitive processing）である。制御されたプロセスは，我々が意識的な思考と考えるものの多くを占めている。自動的な認知プロセスは，敏速で，環境から誘発され（例えば，その人の行動を変える環境的な引き金に暴露されること），意識的な制御やモニタリングが関与しない（あるいは少なくとも必要ではない）一方で，制御された認知プロセスは，注意を集中することや意識的なモニタリングに大いに依存している。制御された認知プロセスの代表的な例が，暗算をすることであろう。指示を読んだら先を見ないで，次の計算を暗算でやってみよう。

576 を 9 で割りなさい。

ほとんどの人は，ペンや紙あるいは計算機がなくてもこのような計算をどのように行えばよいか分かっていて，次のようなステップを踏むはずである。9 の何倍が 5 にあてはまるだろうか？ 0 倍だな，それでは 5 と 7 を合わせて考えてみよう。9 の何倍が 57 にはまるだろうか？ 6 倍だな，3 余るのでこれを繰り下げる（6 を答えの初めの数字として覚えておこう）。9 の何倍が 36 にはまるであろうか？ 4 倍で余りなし，だから，答えは 6 と 4 で 64 になる。

このように書くと，このプロセスはかなり骨が折れるようにみえるだろうが，十分な集中力と九九算表の知識があれば，計算は簡単で2,3秒程度でできる。

　ここで大事なのは，すべてが制御されたプロセスというよりむしろ，このような計算を行うことには，いくつかの自動的なプロセスも実際には関与しているということである。このページのいくつかの数字（576と9）の値を認識することは，努力を要する認知によって達成するようなものではなかったことは明らかである。このページのこのような形を数字として単に認識し，それからその数字に関連した大きさを認識する。そしてまた，計算問題の様々な構成要素を解くプロセスを経る間に，「9 ＋ 9 ＋ 9 ＋ 9 ＝ 36 なので，36 ÷ 9 ＝ 4 である」というプロセスを経ないでも，36 ÷ 9 ＝ 4 という答えが単純に頭に浮かんでくるものであることに多分気がついていただろう。これは，ほとんどの人がこのような計算を初期教育で丸暗記したためである。これらは，自動的な認知プロセスであり，問題のより複雑な面に集中できるよう精神的なエネルギーを節約するために，非常に有用であることに気づくだろう。

　さらに，この例はこれらの2つの異なったプロセスが，実際には相互に依存していることを説明するのに役立つ。この例では，そのページの数字を認識し，九九算表を思い出す時には，自動的プロセスが用いられ，この計算をどのように解くのが最善であるかを頭で考える時には制御されたプロセスが用いられた。これらのプロセスがどのように働き，どのように相互に影響しあっているかについて説明するのが，認知プロセスにおける二重システム理論の領域である。

二重システム理論

　二重システム理論（二重過程理論（dual processing theory）とも呼ばれる）においては，自動的なシステム1と制御されたシステム2との間の基本的な相違点が指摘されている。システム1は，自動的なプロセスの集合体（それについては，すでに議論したように，多く存在する）を表す。他方，システム2は，すべての異なるタイプの制御が可能なプロセスを含んでいる。図5.1は，認知プロセスの二重システムモデルの基本構造を図示している。この図における「入力（inputs）」とは，処理する可能性のあるすべての形の情報と考えられる。「反応（responses）」は，感情的な反応，行動，決定あるい

は計画を含んでいる。このモデルの理解しておくべき重要な特徴は次の通りである。

1　入力は必ず，システム1を通る。
2　システム1は，システム2の関与がなくても反応を生じさせることができる。
3　システム2はシステム1の入力に頼っているため，システム2の制御された反応はシステム1により影響を受ける。
4　システム2のプロセスは，システム1の内容に逆の影響を与える可能性がある。

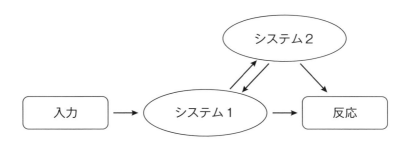

図5.1　認知プロセスと行動の二重システムの基本構造

　システム1は，情報を試し，状況にあてはめようとする。すなわち，システム1は古いルールや行動を法則化して，抽象的で状況から切り離された思考を必要とするような新しい状況にあてはめようと試みる。**認知的分離**（cognitive decoupling; Stanovich, 2004）としても知られている状況から切り離された思考は，人が世界について仮説的に考える手順（プロセス）である。これは，単純な考えのように見えるが，この知的な能力の持つ力は絶大である。仮説的あるいは状況から切り離して考えることによって，実際に活動自体に携わらなくても，一連の行動や選択が将来に及ぼす影響について予測することができる。基本的に，システム2のプロセスの存在があるため，我々はこのように考えることができる。進化的にデザインされた認知処理システムが適合して対処しなければならない広範囲の抽象的問題をほんの2，3の

例を挙げると，異なる住宅ローンの中から1つを選択すること，裁判において陪審員を務めること，投資の決定などであるが，このようなことについて考えることは，大変有益である（Stanovich, 2004 を参照）。これらの決定の1つ1つが，人類が過去の進化の過程で直面してきたのとは違ったやり方で考えることを我々に要求している（Tooby and Cosmides, 1995）。

［科学的に考えよう］→
システム1は割に合っているのかいないのか

ゲーム番組である「Deal or No Deal（ディール・オア・ノーディール）」（訳注：番組制作者側と出場者が賞金の取引を行いながら進行するゲーム番組で，ヨーロッパ，アメリカ合衆国，オーストラリア，香港，日本，台湾など世界各国で放送されている）」は，テレビ番組というよりもむしろ経済学的な実験として作られているようだと，最近ポストら（Post, van den Assem, Baltussen and Thaler, 2008）によって評された。番組が放映されている様々な国での出場者の行動を分析する中で，ポストら（2008）は，客観的なテレビの視聴者なら誰でも認証できること，つまり出場者は確率と予想される損失あるいは利益とのバランスを基にしたもっとも分別ある決断をしているようにはとても見えないことを示した。出場者が番組の中で箱を選択するのに，ある「手順」を用いたり，自分が選択した，あるいはテーブルに持ってきた箱に対して，良いまたは嫌な「感じ」を持っているなどと述べることは珍しいことではない。

これは，状況に当てはめる思考（contextualized thinking）が人に不利に作用するよい例である。出場者が，自分の息子の誕生日や結婚した年など重要な日付と関連する番号がある箱を選択するということから大きな経済的なリスクを冒す時，彼らは全く的外れの情報に影響されているのだ。

上記の［科学的に考えよう］は，見込みに基づく決断と関係しているのであるが，どのようにシステム1のプロセスが我々に対して不利に働く可能性があるかということを強調した例を記述している。これは，必ずしも適切とは限らないのだが，システム1の可能な限り認知プロセスを能率化しようとする適応的な傾向のためである。基本的にいうと，我々は**認知的倹約家**

(cognitive misers)であり，可能ならばいつでも努力を要する思考（システム 2）を避けようとする傾向がある。結果として，現在の状況が必要となれば，人はシステム 1 の産み出す多くのもの（outputs）をしばしば無視しなければならない。しかし，これは最も良い時でも困難である可能性がある。以下の［科学的に考えよう］では，実際には制御されたシステム 2 のプロセスを用いていると思い込んでいる時でさえ，**ヒューリスティクス**（簡略化された判断の方法）や近道を求めようとするシステム 1 のこの傾向がどれほど影響力があるかという例について説明する。

［科学的に考えよう］→
システム 1 は効率的で，システム 2 は適応的……しかし，どちらの方が良いのか？

システム 1 とシステム 2 の両方の認識プロセスを持つことには明らかな利点があるが，しかし，両者は，いつも調和的に働くのだろうか？　スタノビッチ（Stanovich, 2004）は，この点を明らかにするために，**三段論法の推論**（syllogistic reasoning）の例を使っている。次の 2 つの記述を読んで，もし初めの 2 つの前提が正しいとすると，それぞれの最後の行に書かれていることが正しくなければならないかどうか判断してみよう。もし，2 つの前提が結論は正しいと保証するのであれば，三段論法が有効だと言われる。

三段論法 1

前提 1：すべての生き物は水を必要とする

前提 2：バラは水を必要とする
　　　　よって，バラは生き物である

三段論法 2

前提 1：すべての昆虫は酸素を必要とする

前提 2：マウスは酸素を必要とする
　　　　よって，マウスは昆虫である

答えを決めましたか？　はい，それでは説明しましょう。注意深く考えれば，明らかに三段論法 1 は誤りである。すなわち，始めの 2 つの記述が正しいと分かっていても，この 2 つの記述は結論が正しいということは保証しない。たとえ結論が実際に正しいことを知っていてもそうである（注意：三段論法 2 についても同じことが言える。この場合はたまたま結論が誤りであることが分かっているのだが）。

理由は次の通りだ：前提1は，すべての生き物が水を必要としていると述べていて，それは水を必要とするすべてのものが，生き物であるというのと同じではない。よって，バラは水を必要としていると言われて，バラが必ず生き物であると決めてかかるのは間違っている。しかしながら，バラは事実生き物であるというすでに持っている知識のせいで，この問題に向き合う約70％の人がこの三段論法は論理的に妥当であると宣言してしまう。

このことは，システム1とシステム2について何を教えてくれるのだろうか？

あなたが，上の説明を理解していれば，上の議論を理解するためにシステム2のプロセスを用いるはずである（頭を論理的にするために少しばかり骨の折れる集中力のいる思考を用いることが必要である）。もしあなたが，この問題に取り組んだ70％の人と同じように，三段論法1が正しいと答えたとしたら，このことは，実際はもう少し慎重に考えること（すなわち，システム2を用いること）が必要な質問に素早く答えようとしたために，すでに持っていた知識（バラは水を必要とし，かつ生き物である）をあなたが用いたことを示している。

1つ目の三段論法を読んだ時，それは多分「正しいと感じられた」であろう。この時，あなたが正しいと考えた答えを得るために精神的近道か，あるいはヒューリスティクスを用いたのである。他方で，三段論法2では，マウスは昆虫ではないことをすでに知っているため，誤りであると「感じる」。だから，たとえほとんどの人が三段論法2を正しいとみなしたとしても，それはたいてい，実際に論理的に考えたからではない（正直になってください。あなたは論理的に考えましたか？）。

人の思考における二重システムモデルは，規律がある限りにおいて，心理学に何らかの形で存在していた（Schneider and Chein, 2003のこの部分についてのレビューを参照）。最近では，このモデルは，アルコールが行動へ及ぼす影響（Moss and Albery, 2009; Wiers and Stacy, 2010; Moss and Albery, 2010），健康を損なうような意志決定（Gerrad et al., 2008）そして，うつ病（Beevers, 2005; Andrews and Thomson, 2009）などのような幅広い現象を理解するのに応用されることが増えてきている。近代社会では，不自然な要求が人の生活に課せられるようになってきてはじめて，自動的なシステム1の多くの欠点が明らかになってきている。ほとんどではないにしても，

多くの例で，システム1は，問題を起こすことなく私たちの日々の生活で静かに効率的に私たちを導いている。しかし，残念ながら，アディクションの場合は，認知プロセスの不具合が，我々を害から守ることができないかもしれない。事実，アディクションの根底にある問題の本質への洞察をもたらす二重システムの観点からの論理づけが，欠如している。(Redish, Jensen and Johnson, 2008 を参照)。第8章で，二重システムがどのように他の生物学的，心理学的そして社会的な要因と関連しているかを示すことで，二重システムの観点を基にした新しいアディクションモデルを提示する。しかしながら，本章の残りの部分では，アディクションを理解するためのこの枠組みの有用性を支持するエビデンスについて検討することにする。

二重システム理論とアディクション

ティファニーの渇望モデル

前章で，報酬過敏性理論について考察した。この理論は，薬物衝動と渇望は，脳の報酬系システムの中に起こる過敏性の結果として起こること，そして薬物使用者が薬物関連の刺激に暴露された時に過敏性が起こることを示している。本章で再び取り上げることを約束していたのだが，この理論は，薬物衝動はもしかしたら無意識に働いているかもしれないという重要な考えをもたらした。ロビンソンとベリッジ (1993) の理論との関連でみると，無意識の衝動は**薬物欲求**と呼ばれ，この薬物欲求は，薬物使用からもたらされる喜びへの期待 (**薬物志向**と呼ばれる) と必ずしも関連していない。薬物欲求は，たとえ断薬の継続を長期的な目標としていても，薬物を使用したいという抑えがたい欲求を生み出すまさに報酬系の活性化のことである。

本章では，無意識での自動的なプロセスの本質と機能，さらにそれらのアディクションとの関連について，より詳しく探求することにする。ティファニー (Tiffany, 1990; 1999) は，自動化と制御されたプロセスの二重システムの枠組みを用いて，なぜ渇望が起こるのか，そして，どのようにそれが将来の使用に関連しているのかを説明しようと試みる薬物渇望のモデルを創り出した。

ティファニーは，依存症は自動化した行動の1つの形であり，長期間

の継続的な薬物使用は，記憶の中に自動化した**薬物使用の表象**（drug-use representations）を形成すると主張した。薬物使用の表象は，単に記憶の中に蓄積された知識あるいは，**スキーマ**（schema）のことで，例えば，どのようにヘロインを注射するか，どのように巻きタバコを巻くか，知られている供給源からどのように薬物を入手するかなどに関する知識のような，薬物を使用する能力に関連している。この情報が自動化したと言うことは，要するに，行動が習慣的になり，精神的な労力をそれほど要することなく行えるようになったと言っているのである（これをタバコ初心者が初めて巻きタバコを巻く時に要するような集中力と比べてみて欲しい）。

　ティファニー（1990）は，アディクションの進展は，車の運転の仕方を学ぶことと比べられると示唆した。運転は，どのようにギアチェンジを行うか，アクセルを踏むことで車がどのように反応するかなどを学ぶ必要があるように，アディクションは行うのに骨の折れる思考を要するものとして始まる。しかし，時間の経過とともに，かつては学ぶのが大変難しかったことが自動的に，または「習慣的」になり，たいした努力なしで運転できるようになり，目の前の道路で起こっていることにより多くの注意を向けることができる。それとほとんど同じように，ティファニーのモデルは，アディクションも，時間の経過とともに「たやすく」，習慣的になると示唆している。

　それは，ロビンソンとベリッジ（1993）の薬物志向と薬物欲求の区別を多少思い出させる。ティファニーは，渇望には，自動化した要素と制御された要素の2つの構成要素があると主張した。自動的な渇望（automatic craving）は，記憶の中の薬物使用の表象やスキーマの活性化が関与しており，これらが薬物使用へと誘惑する。この種の渇望は，必ずしも意識的とは限らず，それほど目立たない渇望として経験される場合がある。他方，制御された渇望（controlled craving）は，多くの人が「渇望」と聞くと真っ先に思い浮かべるもので，強く何かが欲しい，何かが必要だという強い感情であり，願望の対象が手の届かないものである時には，負の感情反応を伴うことが多い。この2つのタイプの渇望の違いについてのティファニーの説明は，制御された渇望は，自動化したプロセスの目的が達成されるのを何らかの障害が妨げる時にのみ起こるとするものである（例えば，アルコールの入手ができない状況は，「飲酒する」というスキーマを阻げ，渇望を引き起こす）。これ

は，障害がない時には，薬物使用は完全に自動的に起こり得ることを暗示している。あるいは，ラディック（Ludwig, 1988）がアルコール依存症に関連した渇望について次のように述べている「問題飲酒者は，想像と認識を近回りし，主としてに直観的に考え，理由が分からないまま行動する傾向がある。アルコールがすぐに手に入る状況においては，彼らは考える前に飲酒している」。自動的な薬物使用の表象は，円滑にその目的を達成できるのではない。ティファニーのモデルは，制御されたプロセスは，渇望の主観的で不快感を避けようとする感情を通して，人に障壁を乗り越えて本来の目的（すなわち薬物を使用すること）を達成するように強いることに関与していることを示唆している。

　渇望は自動化したプロセスが目的（すなわち嗜癖行動を行うこと）を達成することに失敗した結果であるという考えは，重要な考え方である。ティファニーの研究により支持されているのだが，これは，実際の薬物使用や行動をしたことに関連した記憶の中のスキーマと表象を含んだアディクションに関連した情報は，意識的な制御やモニタリングをする必要なしに，活性化し行動を導くという直観的洞察をもたらす。さらに，これらのスキーマは，嗜癖行動を行う経験が増えれば増えるほど，時間とともに強くなり，文字通り，記憶の表象はより強くなり，いっそう簡単に活性化されるようになる。一度活性化すると，記憶の表象は，アディクションに関連したどんなものに対しても人を過敏にさせ，そうなると頭からそのことが離れなくなってしまう。次のセクションでは，どのように意識的な注意力がハイジャックされ，そしてどのようにこのハイジャックが嗜癖行動を行う可能性を増加させるのかについて説明する。

注意バイアスとアディクション

　人は，自分にとって重要なことには気がつき，注意を払う傾向がある。この現象は**注意バイアス**（attention bias）として知られている。薬物やアルコール使用の領域におけるかなり多くの研究は，異なる種々の物質の問題使用者と非問題使用者の両方に注意バイアスが認められることを示してきた。

　注意バイアスの測定法である**修正ストループ課題**（modified Stroop test：［科学的に考えよう］を参照）に関する最近のレビューは，アルコール関連

の手がかり刺激に対する注意バイアスは，過去の使用の作用として増加するらしいことを明らかにした（Cox, Fadardi and Pthos, 2006）。この増加は「消費が継続された長さを反映した注意バイアスの段階的継続」の結果として起こると，他の著者たちは指摘してきた（Jones, Bruce, Livingstone and Reed, 2006, p.171）。

ワインスタインとコックス（Weinstein and Cox, 2006）は，注意バイアスは薬物探索行動やアディクションの進展における重要な構成要素であると主張した。彼らのレビューは，薬物使用に対する統合的な枠組みを示し，注意バイアスが薬物・アルコールの探索行動とその使用への動機を強めること，さらに，薬物使用行動は本質的に，薬物刺激への警戒心を増やすことを示唆した。

より最近になって，フィールドとコックス（Field and Cox, 2008）は，物質関連刺激が，古典的条件づけによって物質の入手への期待を引き起こすようになると主張する理論的モデルを創り出した。これらの期待は主観的な渇望を増加させるのと同様に，薬物関連，あるいはアルコール関連の刺激に対する注意バイアスを形成する。さらに，最近のメタアナリシスは，いくつかの注意バイアスの測定を使って，様々なアディクション全般で注意バイアスと渇望との間に，弱いが重要な関連があることを示した（Field, Munafo and Franken, 2009）。

［科学的に考えよう］→
注意バイアスの測定

古典的なストループ課題（Stroop task; Stroop, 1935）は，特定の能力が自動化したためにそれを止めることができなくなることを示す，優れた立証となっている。古典的ストループ課題では，参加者は，色に関する言葉（赤，緑，黄，青）を提示され，それぞれの言葉は，それぞれに合致する色で書かれている場合（すなわち赤という言葉は赤色のインクで書かれている）と，合致しない色で書かれている場合（すなわち，赤という言葉が青色や黄色，緑のインクで書かれている）とがある。参加者は，単純に，言葉を無視して，書かれているインクの色のみを報告するように指示される。言葉とインクの色が合っているので，合致している場合は参加者は，すぐに答えることは簡単だ。しかしながら，言葉とインクの色が合致してい

ない場合には，素早く正確に答えることは大変困難である。これは，見慣れた単語を読むことを止めることは，試みてはみるものの，ほとんど不可能に近く，ストループ課題に正しく答えることを邪魔するからである。

　ストループ課題は，例えば，アルコールに関連する言葉やその他の中立的な言葉を用いて，薬物やアルコール研究において注意バイアスを測定するために修正されてきた。この修正ストループ課題は，古典的なストループ課題と同じように働き，参加者が中立的な言葉に比べアルコールに関連した言葉の色に反応するのに時間がより長くかかる時に，注意バイアスが特定される。アルコールに関連した言葉の色を述べようとする時に反応が遅くなることは，その言葉が参加者にとって意味のあるものであるために，その言葉によって注意がそらされるということを示している。

　注意バイアスが，継続しているアディクションと直接関連しているという想定は，物質関連の注意バイアスを減らしたり，除去したりすることを目的とした治療法の発展をもたらした。アルコールや喫煙に関連した刺激に対する注意の再訓練によって，注意バイアスが確かに減少したことが最近の研究で明らかになった。しかし，これらの効果は，訓練のための課題を超えて一般化することはできず，参加者の薬物使用あるいは渇望にも改善が認められなかった（Schoenmakers et al., 2007; Field et al., 2007; Field, Duka, Tyler and Schoenmakers, 2009）。ファダルディとコックス（Fadardi and Cox, 2009）は，注意の再訓練などを組み込んだ複雑な介入法により達成された注意バイアスの減少は，それに伴い依存症ではない多量飲酒者の例で飲酒行動にわずかではあるが有意な減少をもたらしたと報告した。今のところ，依存飲酒者への介入として注意再訓練（attention retraining）が有効である可能性を示した研究はたった1つしかない（Schoenmakers et al., 2010）が，依存症の複雑な性質を考えると，より広範囲な治療プログラムに組み込まれない限り，このような介入法が有効であることは期待できそうにない（統合的治療プログラムのさらに詳しい考察については第6章を参照）。

薬物渇望とアディクションのフランケンのモデル

　フランケン（Franken, 2003）は，注意バイアスに関する研究からのエビ

デンスと，渇望と再発について説明する広範囲な他のエビデンスとを統合しようと試みた。フランケンのモデルは，注意バイアスの機序とその薬物渇望と再発における役割を説明する神経学的，薬理学的に説得力のあるエビデンスを提供した。報酬過敏性理論と，ティファニー（1990）の渇望モデルの両者に類似しているのであるが，フランケンは，薬物関連刺激を認識することが，依存症者の報酬回路におけるドパミンの働きの活性化を引き起こすことを示唆した。このドパミン放出の増加が，注意バイアスをこれらの薬物関連刺激に駆り立てるものであるという仮説をフランケンは立てた。薬物関連刺激に対して注意が増加して向けられるため，このことが本質的に薬物渇望を引き起こすとした。

薬物刺激に対するこのいわゆる過剰警戒（hypervigilance）は，その他の情報に向ける注意の資源（attention resource）がなくなるまで注意資源が消耗されてしまうことを意味している。これは，例えば，薬物使用への強い渇望感と強迫感に対処することに関連した情報の処理をできなくさせる可能性を意味する。この状況では，行動がシステム1の自動化した処理によってますます導かれるようになると予想されるので，再使用や再発が起こる可能性はますます高くなる。もし，前章で考察したラブマンら（2004）の抑制障害に関する研究，すなわち眼窩前頭前野における神経毒性が，薬物使用の衝動的な欲求を抑制する能力を減少させていることを示唆する研究も考慮するならば，依存症が体系的に「自己制御」を働かせる能力を減少させている程度について，より完全な像が明らかになり始める。第8章は，これらのモデルを基にして議論を進める。

1人の人間に2つのシステム：
アディクションにおけるシステム1とシステム2の相互作用について

薬物使用行動はシステム1とシステム2の両方で起こる活動の間の複雑な相互作用の結果であることが，最近の魅力的な研究により示され始めている。ハウベンとウィアーズ（Houben and Wiers, 2009）は，ある研究で，システム1（アルコールとの自動的な正の関係）とシステム2（反応を抑制する能力）の両方のプロセスを測定した。彼らの研究の結果は，アルコールとの正の関係はアルコール消費と関連していたが，これは反応－抑制課題の成績が

悪かった参加者においてのみ認められたことを明らかにした。反応を抑制する能力の点数が高かった参加者では，自動的なアルコールへの正の関係は，飲酒行動と関連していなかった。

他の同様の研究も，薬物やアルコール関連の行動は，自動的な認知的プロセスと制御されたプロセスの両者を考慮した場合に，より完全に理解や説明ができ，さらに予測さえできるという考えを支持し始めている（Wiers, Beckers, Houben and Hofmann, 2009; Friese, Bargas-Avila, Hofmann and Wiers, 2010）。具体的に言うと，重要なメッセージは，もし個人が健康を害する行動を学習し，その行動が自動化したなら，これらの行動を行おうとする衝動を克服するためには，制御したプロセスを実行できる（すなわちシステム2を用いる）必要があるということである。しかしながら，本章とこれまでの章を通して議論してきたエビデンスは，継続的な薬物使用の結果として弱められる可能性があるのは，まさにこの能力であることを示しているようだ。

アルコールを含む多くの依存薬物が，その急な使用の状況下において，制御されたプロセスの能力を選択的に障害するという知見も，十分に確立されている。すなわち，例えば飲酒をする時には，制御されたプロセスは，消費したアルコールの作用により減弱されている一方で，自動化したプロセスの能力はほとんど影響を受けないようだ（Moss and Albery, 2009）。これは，行動は，以前学習された行動パターンに大いに左右されやすいため，過去に非常に危険な飲み方で飲酒したことがあれば，この行動パターンが再び起きる可能性は，飲酒するたびに増すということだ。アルコールに依存していない人においてさえ，危険な飲酒行動が，非常に根深い理由の1つは，負の結果がほとんど行動と関連していないことである。他方，正の結果（例えば社交性が増すことやリラックスすること）は，即座に現れるため関連づけられる。

この研究分野の重要なことは，どのような行動も，完全に理解するためには，どちらか1つのシステムを分離した研究に限定することはできないことをその研究が示していることである。すなわち，システム1は，認知プロセスの欠損としてみなされるが，もしシステム2が正常であり，このシステムに自分の利益のために自分の行動を導かせようという動機と，どのようにし

てそれを行うかについての知識があれば，システム1はシステム2により克服される。

問題ギャンブリングの場合：いつソフトウエアが欠損するのか？

　本章で議論した研究や理論の多くには，アルコールや薬物への明らかなバイアスがあった。しかしながら，考察した多くの概念や考えは，ギャンブル依存症のような他のアディクションにも簡単に応用することができる。ギャンブル産業は，本章の前半で議論した理論を用いて，多くのバイアスを自分たちの営利のために利用することに特に長けているので，ギャンブルは，この状況でとりわけ興味深いトピックである。

　フルーツマシン（訳注：英国のギャンブルマシンの1つ）は，大変良い例である。フルーツマシンで負けてお金を失った時は，いかに不気味なほど機械が静かなままであるか，一方で，勝った時は，どれほどの幸運を祝う光が点滅し，集めるためのトレイにコインがあたってチリンと嬉しくなるような音を立てるか，気づいたことがありますか？　このことをよく考えてみよう。もし，遊び続けさせたいのであれば，このようにフルーツマシンを設定することが，素晴らしいやり方であることは，基本的な行動理論が教えてくれる（第3章）。一方で，もし，遊び手が負けた時に恥ずかしくなるような注目を浴びるファンファーレが鳴れば，罰として機能するかもしれない，その結果将来また遊びたいと思う気持ちを失わせてしまう。認知的な観点からすると，次のどちらの出来事を遊び手はより思い出す可能性があるだろうか？滅多にないことではあるが，50ポンドの大当たりを獲得し，50回の「チリン」というコインの落ちる音を聞く出来事と，払戻し金がなくて金を失った，何度もあるありふれた記憶に残らない出来事と。

　ギャンブル依存症でない者にとってさえ，計算が必ずしもそれほど簡単でないということも，ギャンブリングの興味深い点である。いくつかの理由で人は概して確率について奇妙な見解を持つ傾向があり，リスクが確率の形で提示された時には，そのリスクに関する情報を理解することが難しい（Visschers, Meertens, Passchier and DeVries, 2009）。

　トプラクら（Toplak et al., 2007）は，ギャンブル依存症者たちの思考にある特定のバイアスを調査し，ギャンブル依存に関連している3つの論理の

具体的な誤りを特定した。

- **支配的なシステム1のプロセス**：彼らの研究によると，ギャンブル依存症では，システム1の反応が最適なものではないと分かっている状況においてさえ，システム1の自動的な反応を抑制することが特に難しいことが分かった。
- **不完全なシステム1の出力**：これは，特にシステム1から現れる感情的出力について述べている。トプラクら（2007）は，人は状況への感情的な反応を経験することができない，あるいは表現することができないことが時としてあると説明している。この研究では，ギャンブル依存症者は，感情を特定したり説明することが難しい傾向があった。
- **精神的ソフトウェアの欠損**：ギャンブリングにおける（実際には，他のアディクションでも同様に）最適な戦略は，特定の問題を解決することができる精神的能力を持つことを要求しているのは明らかだが，時として，特定の問題を解く十分な知識がなかったり，あるいは，持っていても誤った知識だったりする場合がある。問題ギャンブリングに関連して考えると，これはギャンブルをする状況における可能性と相対危険度について誤った信念をもつ可能性の増大として現われる。

この研究は，思考スキルの欠乏のせいで，人がこれらのアディクションに陥りやすくなっている時に，心理的な依存がどのように進行するのかということへの興味深い洞察を与えてくれる。ギャンブリングに関与しているリスクについて誤った理解をしているのと同じくらい単純なことが，リスク行動をとることへの初めのステップと十分になり得る。第6章で検討するが，実際のアディクションに対する心理社会的治療の多くには，依存症者が自分自身の認知プロセスを理解し，また，克服しようと苦闘している嗜癖行動の持続を阻止するために，その認知プロセスがどのように働きうるのかを彼らが理解するのを支援することが含まれている。

本章のまとめ

本章では，基本的な認知心理的な研究やアディクションの領域で現在も続行中である，最新の研究に関連した多くの複雑な題材を取り扱った。ここで議論した研究の多くは，アディクションのその他の分野の研究と比較すると，いまだ緒についたばかりであるが，我々のアディクションの理解と依存症者の害を予防し最小限にするための新たな介入法の発展との両面で，二重システムの枠組みから得られることが多くあるということは希望的に見て明らかである。

続く2つの章で，利用可能なアディクションに対する治療法と介入法について（第6章），また同様に，まずアディクションの進行を予防することを目指した戦略について（第7章），より詳しく議論していくことにする。最終章は，この本で提示されている異なる理論的考えを統合することに費やされる。

参考文献

Field, M. and Cox. W.N. (2008) Attentional bias in addictive behaviors: A review of its development, causes and consequences. *Drug and Alcohol Dependence*, 97, 1-20.

Franke, I.H. (2003) Drug craving and addiction: Integrating psychological and neuropsychopharmacological approaches. *Progress in Neuro-Psychopharmacology and Biological Psychiatry*, 27, 563-79.

Houben, K. and Wiers, R.W.(2009) Response inhibition moderates the relationship between implicit associations and drinking behavior. *Alcoholism, Clinical and Experimental Research*, 33, 626-33.

Moss, A.C. and ALbery, I.P. (2009) A dual-process model of the alcohol behavior link for social drinking. *Psychological Bulletin*, 135, 516-30.

Nisbett, R. and Wilson, T. (1977) Telling more than we can know: Verbal reports on mental processes, *Psychological Review*, 84, 231-59.

Schoenmakers, T.M., deBruin, M., Lux, I.F.M., Goerts, A.G., Van Kerkhof,

D.H.A.T. and Wiers, R.W. (2010). Clinical effectiveness of attentional bias modification training in abstinent alcoholic patients. *Drug and Alcohol Dependence*, 109, 30-6.

Stanovich, K.E. (2004) *The Robot's Rebellion: Finding Meaning in the Age of Darwin*. Chicago: University of Chicago Press.

Tiffany, S.T. (1990) A cognitive model of drug urges and drug-use behavior: Role of automatic and nonautomatic processes. *Psychological Review*, 97, 147-68.

Toplak, M.E., Liu, E., Macpherson, R., Toneatto, T. and Stanovich, K.E. (2007) The reasoning skills and thinking dispositions of problem gamblers: A dual-process taxonomy. *Journal of Behavioral Decision Making*, 20, 103-24.

第6章

アディクションに対する治療選択肢

はじめに

　本章では，アディクションを発症した人を助けるための実用可能な治療選択肢についてみていくことにする。ほとんどの人が，アディクションに対して自分自身で対処しようと試み，実際に多くの人が最終的にそれに成功するが，一方，支援を必要と考える人もいる。また，人によっては，アディクションが，健康上，法律上，社会的（またその他の領域）に専門的な治療を必要とする深刻な問題をもたらす。

> **この章で説明すること**
> ・薬物依存の治療プロセス
> ・アディクションの治療に対する薬理学的，医学的治療アプローチ
> ・アディクションの治療に対する心理社会的アプローチ
> ・これらの治療アプローチの有効性に関するエビデンス

　薬物依存の治療を求める人の多くは，薬物の正の効果（望ましい効果）に対するかなりの耐性を形成しており，薬物使用が継続される理由の多くは，その不快な離脱症状を避けるためである。第1章で説明したように，アディクションを持つ人は，しばしば，薬物を入手したり，その影響から回復する

ための行動に割く時間が増えていき，良い仕事をしたり良い人間関係を維持するといった他の活動へは，ますます時間を使わなくなる。我々はまた，アディクションが，健康上，法律上（特に違法薬物が使用されている時など），雇用や人間関係上の問題，その他の深刻な問題をどのようにして引き起こすかについて説明してきた。しばしば，治療を受けるかどうかの決断はこのような問題の関連で行われ，多くの人は，「底をついた」と感じる時，すなわち，アディクションに関係する問題がどうにもならなくなった時に治療を求める。

アディクションを止めるには，とても難しく長いプロセスを要するかもしれない。そして，最終的に止めるのに成功するまでには，しばしば複数の治療を試みる必要がある。深刻な医学的，心理学的，社会的な問題を持つ人にとって，まず優先すべきことは，薬物やアディクションの問題に直接取り組む前に，アディクションに関連した害を最小化することであろう。これらの身体的，心理的，社会的な側面を同時に合わせ持つことが，アディクションの治療を難しくしている。治療が成功するためには，これらのすべての側面と関連する健康上の問題すべてに対処する必要がある。その結果として，治療は長期間かかるものである。

アディクションの治療は，必ずすべての人が断酒断薬を達成できて，絶対に再発しないと保証するものではないが，欠かすことのできないサービスであることは疑いない。薬物依存症の治療が，健康上，法律上，心理社会的な状態を改善し，その他の健康や社会的サービスに関連する費用を削減することに有用であることを示す，多くの科学的エビデンスがある。1ポンドが治療に提供されるごとに，警察や，健康上，社会福祉的サービスの費用においては2.5ポンドの節約を社会にもたらすと見積もられている（Davies et al., 2009）。

多くの異なるタイプの治療と，その治療を支持する多くの理論的アプローチが存在する。多くの治療プログラムは，異なるアプローチの構成要素を統合したものだが，一方で，単独のアプローチからなる治療もある。治療を成功させるために本質的に重要なことは，個人に対して最善のアプローチを見つけることである。そして，最適なアプローチが見つかるまで，幅広い異なる治療アプローチを試みることが必要である。

本章では，現在用いられている薬理学的（すなわち医学的），心理社会的

治療アプローチについての概要を提供する。これらの異なるアプローチの1つ1つは，この本で説明してきたアディクションの基本的な構成要素を基に組み立てられたものである。本章は，アルコールと薬物依存症の治療に注目しているが，ここで説明される要素の多くは，その他のアディクションにも応用することができる。

薬物依存に対する治療過程の概観

　使用可能な治療アプローチを説明する前に，幅広い治療の種類と治療提供の一般的なプロセスの説明から始めよう。

　まず，多くの薬物使用者は治療を受けたがらない。変化のステージでいう前熟考期にある人においては，特にそうである（第1章を参照）。どのような薬物依存にも，明らかな健康上の問題と心理的な害が関連している。治療を受けたい気持ちになるきっかけは，人によっては，経済的，法的な問題などの危機的な状況であることが多い。そのため，この動機の高まりを最大限に利用するために，治療がすぐに開始できることが重要である。

　どの変化のステージにある人にとっても，薬物に関連した依存症者個人と，その周囲の社会に対する害を減らすための第一歩は，依存症者と連絡がとれることである。

　まず最初の治療カテゴリーは，「**薬物使用者と連絡をとる**」と言い表すことができるが，薬物使用に関する事実に基づく情報を提供し，害を最小化するために，薬物のより安全な使用ができるように支援し，可能な治療に繋がるように作られている（Gowing, Proudfoot, Henry-Edwards and Teeson, 2001）。人によっては，薬物と関連する害に関する情報を得ることは，前熟考期から熟考期や実行期などのより先の変化のステージへ進むのに役立つ可能性がある。このタイプの治療戦略には，仲間（ピア）による援助サービスや，清潔な針と注射器への交換プログラム，プライマリケア提供者（一般医，看護師，その他の職種による），社会福祉士，警察などの関与が含まれる。

　2つ目の治療カテゴリーは，情報提供や一般的な健康戦略よりも，より直接的に薬物使用者が，薬物を止めるように支援することに焦点を当てている（Gowing et al., 2001）。第2章で説明したように，薬物依存では慢性的な

薬物使用に身体的な適応が起こり，薬物使用が中断された時には，不快なあるいは命を脅かすほどの離脱症候群が出現する。薬物依存症治療の2つ目のカテゴリーは，**解毒治療（detoxification）** と呼ばれるものである。これは，離脱症状が安全に心地よく収まるまで，不快で有害な症状に対処するのを援助するように計画されている。

　薬物使用者は，薬物を使用すれば離脱症状が速やかに消失することを学習しているために，離脱症状はしばしば薬物使用の再発の一因となる（第2章，第3章参照）。したがって，薬物療法によって離脱症状を軽減することで，短期的には再発を避けることができる可能性がある。人によっては，薬物依存と離脱症状に関連したより深刻な医学的合併症（例えばけいれん発作や精神病症状など）のために，さらなる医学的治療も必要となるかもしれない。

　そのような医学的な管理や支援がなくても，薬物を止めることができる依存症者も実際には多くいるかもしれないが，人によってはそれは必要不可欠なものである。解毒治療自体が，依存症の治療として考えられているわけではない。解毒治療は，その他の精神依存が持つ幅広い側面や薬物渇望に対してよりもむしろ，単に身体依存（すなわち離脱症状）の管理を支援するように計画されたものである（Melmon, Morrelli, Hoffman and Nierenberg, 1992; White, 1991）。実際に，解毒治療を終えた多くの人にも再発が認められる（Gowing et al., 1991）。しかしながら，それでもなお，解毒治療は重要な治療サービスであり，依存症者が，その後より包括的な治療を受ける気持ちにさせるのを助けるものである。

　3つ目の治療カテゴリーは，薬物依存の医学的，薬理学的治療を含んだものであり，**薬物代替療法（drug substitution treatment）** と呼ばれるものである。このアプローチでは，依存薬物と類似した作用を持つが，有害性の少ない薬物を処方することが含まれる。例えば，タバコを止めようとする人に対してニコチンパッチやガムは，薬物ではあるが，喫煙に含まれる有害物質を取り除いたものとなっている。その他の例としては，ヘロイン依存症者に対して，メサドン（methadon）と呼ばれる，長期作用型のオピオイドが使用されることや，メタンフェタミン（methamphetamine；「クリスタルメス（crystal meth）」や「アイス（ice）」としても知られている）などの違法薬物に対する依存症者に対してアンフェタミン（amphetamine）などの医療的

中枢神経刺激薬（medical stimulants）が使用されることなどがある。しかしながら，このアプローチはすべての依存薬物に使用可能というわけではない。例えば，アルコール依存症に関連する害は，その汚染物質あるいは摂取する方法からではなくアルコールそのものによるので，今のところアルコールに変わる安全な代替薬はない。

代替療法の有用性は，離脱症状を緩和し，薬物を入手しなければいけない必要性を取り除くことで身体状態を安定させるという点である。そうすることで，依存者は，健康や社会心理的な機能の他の側面に注意を向け，薬物のない新しい生活スタイルと社会ネットワークを形成する機会を得ることができる。代替療法は，多くの場合長期間にわたって行われ，参加者は最終的には薬物のない生活スタイルに移行できるように支援するさらなる治療を受ける（Gowing et al., 2001; Rang et al., 2007; White, 1991）。

4つ目の治療カテゴリーは，**遮断薬（blocking drugs）**あるいは**嫌悪薬（aversive drugs）**を使用することである。薬物の開始と継続には，心理的な条件づけが大きな役割を果たしている。薬物によりもたらされる多幸感と薬をもっと使用したいという気持ちは強力な正の強化子である（第3章を参照）。遮断薬と嫌悪薬を使用する論理的根拠は，薬物使用による正の強化子を取り除くことである。この治療は，いったん薬物からの解毒治療が成功し（すなわち，離脱症状が消失した後に），そして断酒，断薬が継続できている期間に提供される（Gowing et al., 1991; Rang et a., 2007）。

遮断薬（すなわち，アンタゴニスト（第2章参照））は，依存薬物が作用するのを阻害し，それにより多幸的で正の強化となる他の作用を取り除く。この最も良い例は，ヘロイン依存症者に対するナルトレキソン（Naltrexone）である。嫌悪薬とは，依存薬物と併用された時には，不快な反応を生じるものであるが，そのものだけで使用される場合には安全なものである。その例としては，ジスルフィラム（disulfiram；訳注：英国での商品名はアンタブユース（Antabuse），日本での商品名はノックビン）があるが，これは，アルコールと共に使用された場合，嘔吐，フラッシングやアルコールに対する不快反応をもたらす。嫌悪物質は，薬物の正の作用にとって代わり，負の結果をもたらす（すなわち罰として働く）ため，薬物を使用しないように動機づける方向に作用する。

最後の治療カテゴリーは，広範な**心理社会的治療**の選択肢を含む。これらのアプローチは，カウンセリング，サポートグループ，社会福祉などの支援やスキルトレーニングなどがある。薬物依存では，健康上，法律上，雇用上そしてその他の心理学的な多くの問題が起きる。これらの問題それ自体が，それに対処するために薬物を使用したいと思わせるものである。これらの問題に対処するにはとても長い時間を要するため，結果として多くの心理社会的な治療も長期間を要する。一般的に，これらの治療アプローチは，薬物を使用する心理的な原因に対処し，生活をより良い方向に変化させることを支援し，再発の起こる可能性を最小化し，薬物を止めようとする試みを助け，生活の他の側面に対処する際に役立つスキルを向上させるように計画されている (Gowing et al., 2001; Jarvis, Tebbutt and Mattick, 1995; White, 1991)。これらのアプローチは，しばしば，医学的な治療と組み合わされ，包括的な治療プログラムとして提供される。

　これらの治療カテゴリーの1つ1つについては本章で後にもう少し詳しく説明をするとして，ここでは，薬物依存症に対する治療に関係する一般的なプロセスを見てみよう。

　薬物依存に対する治療を受けることができる幅広い治療施設が存在する。それぞれの施設は，提供される治療アプローチ，薬物依存に対する哲学的アプローチ，そしてスタッフの専門的な職業的背景において異なっている。薬物依存の治療を求める多くの人が，まず最初に連絡をとるのは，一般医である。一般医は，特定の治療を提供するかもしれないし，あるいは，専門家や専門施設に紹介をすることもあるだろう。

　専門治療施設によっては，医師，看護師，精神科医，心理士，社会福祉士などの幅広い職業的背景を持つスタッフが働いているところもある。あるいは，医療的なスタッフは少なく，カウンセラーや心理士あるいは，元薬物依存症のスタッフで運営されている施設もある。

　治療施設はまた，その資金源によっても違いがある。個人の支払いによって運営されているサービスもあれば，政府の資金援助により運営されているところ，そしてチャリティーの寄付によって運営されているところもある (Lowinson, Ruiz and Millman, 1992; Melmon et al., 1992; White, 1991)。そして，外来治療を提供している施設，入院治療を提供している施設，またそ

の両方を提供している施設がある。入院施設は，しばしば薬物の解毒治療あるいは，薬物使用による医学的な合併症に対する治療のために用いられる。そのような治療は外来治療よりも高額であるため，結果として，そのような場所は限られている。治療サービスは，完全な断酒断薬を治療目標とする場合もあれば，依存症者や周囲の地域への害を最小限にするために，薬物使用を減らし，コントロールすることを目標とする場合もあるだろう。

　薬物治療を受ける経路には多くのものがある。これらの経路には，一般医，裁判所，警察官，社会福祉士そして雇用主などからの紹介がある。自発的に治療を受けようとする者もいるであろう。治療に入る経路にかかわらず，治療プロセスのまず初めのステップは，薬物使用のパターンと依存に関連する他の害のアセスメントである。

　治療を始める時の最初のアセスメントは，通常，薬物問題とそれに関連する害の特徴を理解するように意図された面接からなる。面接で話題にする内容には以下のようなものがある。治療を始める理由，薬物使用のパターンと背景，薬物依存の程度，生活や社会的機能の安定度，職業や経済的状況，家族の背景と支援，治療において重要な他者の関与（もしあれば），精神的な健康状態，そして変化のステージなどである。医学的な検査と心理的な問題の徹底的なアセスメントを含んでいることが多い（例えば，うつや不安など）（例ば，Jarvis et a., 1995）。良い治療プログラムは，それぞれの患者に必要とされるすべての領域を明らかにし，それぞれのニーズに対して対処するよう治療計画が作られている。これらの要因のアセスメントは，治療初期に行われ，治療効果を観察する中で再度定期的に行われる。

　それでは，実用可能な特定の治療選択肢について見ていこう。医学的，薬理学的治療アプローチの説明から始め，続いて，最も重要である心理社会的治療アプローチの説明をする。ここでの概要の説明は，これらの異なるアプローチのすべてを詳しく説明しようとするものではなく，むしろ人がアディクションに対処できるように支援するのに最も有効とされている様々なアプローチのまとめを示すことが目的である。

薬理学的，医学的治療アプローチ

薬理学的治療アプローチには，薬剤を使用することと，それ以外の薬物依存の結果や徴候と症状，そして医学的合併症などを管理するための健康支援がある。薬物使用や依存から発生する3つの重要な治療的問題として，**急性中毒**の影響，**身体離脱症候群**の管理および**薬物依存症**の管理がある。

第2章で説明したように，乱用される依存薬物のほとんどが，中枢神経系に顕著な障害をもたらす。多くの場合，これらの薬物の急性中毒は，心血管系機能の障害と関連している。急性中毒により時に起こる医学的な合併症の管理をするために，薬物の薬理学について理解することが重要である（Melmon et al., 1992; White, 1991）。例えば，オピオイドの急性中毒（あるいは何度か本書でも触れてきた過剰投与など）は呼吸抑制を来し，呼吸が止まることもある。アンフェタミンやコカインなどの中枢神経刺激薬の急性中毒は，けいれん発作，不整脈，時に精神病症状や攻撃性を伴う。オピオイドやベンゾジアゼピン系薬剤に対しては，アンタゴニスト（第2章参照）の形での解毒剤があり，即座に薬物の作用を消失させることができる。その他の薬物に対しては，そのような解毒剤は存在しておらず，対症療法的な医学的治療（抗けいれん剤，冷却，鎮静等）が行われる。

薬物に対しての耐性と身体依存は時間をかけて形成されるため，薬物の血中濃度が低下した時や急に薬物が中断された時に，離脱症候群が起こる可能性がある。これらの離脱の徴候や症状はとても不快で，時として（アルコールなどの例では），命の危険を伴うものである。これらの離脱の徴候と症状は，一般的に，薬物使用者が本来求めていた薬物の作用とは逆の作用である。アルコールに関して言えば，かなり依存が進行した人では，生命に危険を及ぼすような離脱症状として，けいれん発作を起こす可能性があり，医学的な注意を要する。離脱症状は，薬物の摂取によりすぐに抑えることができるが，このため，薬物を求め，再び使用するように動機づけることになる（例えば，Rang et al., 2007）。

離脱は，薬物の存在に対して中枢神経系が適応した結果を表している。第2章で議論したように，耐性と離脱症状にはいくつかの重要な特徴がある。まず，第一に，耐性がある1つの薬物に対して形成されたなら，同じ種類の

他のすべての薬物に対しても耐性ができることになる。例えば、ヘロインへの耐性が形成されることは、モルヒネ、コデイン、オピウム、その他に対しても耐性があることを意味している。第二に、脳内の薬物濃度と薬物が脳内に留まっている時間とが、耐性と神経適応の程度と速度に影響を与える。通常の薬物使用量が多ければ多いほど、そして半減期（薬物の作用時間、第2章を参照）が短ければ短いほど、離脱症状は強くなる。しかしながら、半減期の長い薬物は、離脱症候群の程度は小さくなるが、それを長期間経験することになる（Rang et al., 2007）。例えば、半減期が3時間から6時間のヘロインは、強い離脱症候群を引き起こすが、2, 3日で消失する。しかしながら、半減期が24時間から36時間の長時間作用のオピオイドのメサドンでは、離脱症状は強くないものの、2, 3週間持続する。

　交差耐性の原則と、離脱症候群の強さと長さに影響する半減期の役割は、離脱症候群を管理するための治療的戦略を提供してくれる。離脱症候群を管理する主要な薬理学的アプローチには、長い半減期をもつ作動薬（アゴニスト）を用いた治療が含まれる（例えば、Gowing et al., 2001）。ヘロインに対するメサドンと、アルコールに対するジアゼパムが一般的な代表例である。離脱症状を起こさないだけでなく、急性中毒や多幸感を引き起こさない程度の適切な用量の長時間作用型の薬物により患者を安定化する。この薬剤の量は、最終的に完全に中止するまで漸減させていく。用量の減少を緩徐に行えば、脳が、「脱適応（de-adapt）」するための時間があるため、離脱症候群は最小限にすることができる。カウンセリングなどの支持的な支援やその他の健康問題に対する医学的治療も提供される。場合によって、適切な長時間作用型の薬物が使用できないこともある。そういった場合には、徴候と症状に対して個別に投薬が行われる（例えば、痛みや苦痛に対しては鎮痛剤が使用される一方、下痢を治療するためには他の薬物が用いられる）。

　本章ですでに説明したように、薬物依存の薬理学的管理には、安全で長時間作用型の代替薬物の使用、あるいは、患者の解毒治療、遮断薬、嫌悪薬の使用がある。**薬物代替療法**には、依存薬物と類似しながらも、その有害性が少ない作用をもつ薬物を処方することがある（例えば、禁煙をするためのニコチンパッチなど）。代替療法は、有害性の高い薬物や違法な薬物への欲求や使用を防ぐという意味において重要である。より安全な形態の薬物を提供

することにより，依存症者は，人間関係上の問題，雇用や住居を探すこと，法的な問題などの生活の他の側面に，注意を向けることができる（例えば，Gowing et al., 2001）。最も重要なことは，違法な薬物を買う必要がなくなることによって，薬物を使用する仲間との関係を断ち切る機会を得ることだ。

遮断薬と嫌悪薬を依存薬物の使用を中断した人に使用する理論的根拠は，薬物使用から正の強化子を取り除くことである。遮断薬は，依存薬物が作用することを防ぎ，多幸感やその他の好ましい作用を遮断する。この最も良い例は，ヘロイン依存症者に対するナルトレキソンである。嫌悪薬は，依存薬物と共に使用された時には，不快な反応を引き起こすが，単独で使用される場合には安全なものである。

薬理学的治療アプローチを説明するために，主要な乱用薬物に対するいくつかの例を簡単に見てみよう。

ニコチン

喫煙を止めることは，多くの人にとって困難なプロセスである。この困難なプロセスを最も成功に導くのが，ニコチンパッチやガムなどのニコチン代替物の使用による治療である。ニコチンパッチは，緩徐にニコチンを放出し，離脱期に起こるニコチンへの渇望を緩和する。ニコチンガムも同様に，離脱症状を緩和するのに足るだけのニコチンを与えてくれる。ガムやパッチからのニコチンの吸収はとても緩徐であるため，実際に喫煙をした時よりも，脳内のニコチン濃度のピークは低く，血中濃度の上昇速度も遅い。したがって，このことは，ストレス状況あるいは，いつも喫煙をしていた状況（例えば食後など）での急性に起こる喫煙欲求に対しては，これらの製品では，不十分であることを意味している。そのため，これらの使用衝動やリスク状況を避けるスキルを教えられることが重要である（下記参照）（Gowing et al., 2001; White, 1991）。

アルコール

重度のアルコール依存症において，離脱症候群は生命に関わるものである。けいれん発作，振戦，不整脈は，医学的な治療を要する重篤な状態である。入院治療を要する場合には，対症療法や特別な薬物療法が行われる。支持的

なケアには，補液，電解質異常の補正，そして栄養不良に対する治療などがある。薬物療法では，アルコールの代替薬として鎮静薬が使用され，そして鎮静薬は慎重にコントロールしながら緩徐に減薬される。ベンゾジアゼピン系薬剤が，離脱症候群を緩和し，けいれん発作が起こる可能性を最小限にするために使用される。一般的には，長期作用型のベンゾジアゼピン系薬剤（ジアゼパムやバリウムなど）が使用され，2，3週間かけて緩徐に減量される（例：Gowing et al., 2001; White, 1991）。

依存症と再発を予防するための薬理学的治療の代表的なものには，ジスルフィラムがある。この薬剤は，アルコール代謝を阻害し，飲酒した時に非常に不快な反応をもたらす（Rang et al., 2007）。この反応には，顔面紅潮，頭痛，吐き気，嘔吐などがある。結果として，飲酒から正の強化が得られなくなる。しかしながら，ジスルフィラムは，先ず断酒ができて，解毒治療を完了して初めて使用することができる（つまり離脱期を完全に終了してから）。これはなかなか難しいことではある。また，飲酒したいと感じたとしても，この薬剤の服薬を止めずに継続することも必要である。結果として，断酒への動機が高い人や，また毎日薬剤を服用していることを確認してくれる重要な人（パートナーのような）がいる者に対して，この治療は最も効果的である。ジスルフィラムによる治療は，通常，少なくとも1年は継続される（Gowing et al., 2001）（訳注：英国のNICEの処方ガイドラインによると半年で利益と不利益を考慮して継続するかどうかを決めるとある）。

オピオイド

ヘロイン依存を治療する薬理学的アプローチには，主に，より長時間作用型のオピオイドによる代替治療と解毒治療後に使用される遮断薬（すなわち，オピオイドアンタゴニスト）とがある。

ヘロインの離脱症状は命を脅かすものではないが，非常に不快であるため，解毒治療が成功するのは難しい。この時期の薬理学的治療の目的は，離脱症状を不快感なく安全に乗り越えることを確実にすることである。治療は，メサドンなどの長時間作用型のオピオイドを処方し，それから用量を漸減していくこと，あるいは，それぞれの症状を個別に治療するための薬物療法を行うことから構成される。エビデンスは，この治療は離脱を完了する率が妥当

であり，症状は許容レベルまで緩和し，副作用は少ないということを示している。しかしながら，解毒後2週間における高い再発率は，フォローアップ治療が必要であることを示している。安定した家庭環境，家族や友人からの支援，医療スタッフと支援スタッフとの頻回な連絡などの要因が，治療完了率を向上させることができる（Gowing et al., 2001）。

長期間にわたってヘロイン依存症を管理するためには，薬理学的アプローチとして，代替治療や，遮断薬の使用が必要となるだろう。主な有効な代替療法は，**メサドン維持療法**（methadone maintenance）と呼ばれるものである。メサドンは，離脱症候群が出現するのを防ぐために1日1回摂取されるオピオイドである。メサドンは，シロップの形で処方されて服用されるものであるため，血中濃度は緩徐に上昇し，緩徐に減少する（第2章の摂取経路を参照）。メサドンの投与量は，多幸感を引き起こさず，24時間離脱症状を軽減する程度に設定される。

メサドン維持療法は，合法オピオイドのコントロールされた経口量を与えるものなので，有用な治療選択肢である。メサドンは，ヘロインよりも長い作用期間を持つ。そのため，薬物使用を肯定する文化と生活スタイルから距離をおいて，法的，社会的，経済的な安定を得る機会を依存症者にもたらす。違法薬物の使用に関連した身体的，心理社会的な害を軽減する上でメサドン維持療法は，大変効果的である（Gowing et al., 2001）。メサドンの恩恵は，治療を長く継続すればするほど増し，多くの人に，数年間のメサドンの投薬が必要となることがある。

もう1つの治療アプローチは，遮断薬を使用することである。ナルトレキソンは，長時間作用型のオピオイドのアンタゴニストである。オピオイド受容体に結合し，結合部分からオピオイドを取り除き，オピオイドの作用を遮断する。その結果，ヘロインに求めていた好ましい効果は何も経験しなくなるであろう。ナルトレキソンを開始するためには，完全にヘロインを止めていることが重要である，そうでなければ，離脱症状が引き起こされてしまう。ナルトレキソンはヘロインを止めたいという動機が高い人に対して大変有用であるが，一方，動機が低い人に対しては，有効性はそれほどでもない（Gowing et al., 2001; White, 1991）。

コカインとその他の中枢神経刺激薬

　コカインとその他の中枢神経刺激薬の継続使用は，薬物による陶酔感への渇望（正の強化）と薬物の慢性使用に伴ううつ気分と不安気分の緩和（負の強化）の両方が動機となっている（Dyer and Cruickshank, 2005）。中枢神経刺激薬からの離脱症候群では，しばしば，抑うつ気分，悲しみ，倦怠感，過眠とそれに続いて起こる不眠，薬物渇望，そして鮮明で不快な夢などがある。一般的に，中枢神経刺激薬に対して行うことができる薬物療法は乏しい。現在のところ，最も有効なアプローチは，やっかいな症状に対する薬物療法や支持的なケアである。近年，研究者により離脱症状の治療に抗うつ薬の使用が検討されたが，結果は一貫していない（Cruickshank et al., 2008）。近い将来，有効な治療選択肢が発見されることが期待される。

まとめ

　本書では，薬理学と学習および社会的状況の相互作用を含めて，アディクションがいかに複雑なプロセスであるのかを説明してきた。これらの要因の複雑な相互作用についての理解が，治療を成功させるためには必要不可欠である。薬理学的治療は，薬物依存を治療する上で非常に有効であり，特にこれは代替治療においてそうであることが示されている（ニコチン代替療法とヘロイン代替療法）。しかしながら，ほとんどの場合，薬理学的治療のみでは不十分であり，薬物を乱用する心理社会的な理由や薬物乱用を維持している要因に対処するためには，しばしば心理社会的治療を含めることが必要不可欠である。

◉ 心理社会的治療

　心理社会的治療は，薬物使用の心理学的，行動的，社会的な側面に注目したものである。それは，単独の治療として行われることもあれば，薬物療法と組み合わせて行われることもある。薬物依存に対するいくつかの実行可能な，心理社会的治療について簡単に見てみよう。

カウンセリング

多くの人，特に，生活をある程度立て直すために支援を必要としている人にとって，個人面接を基本とした，カウンセリングと支援は有益である。カウンセラーは，批判をしない態度で信頼関係を築き，個人が責任感と自分に対する自信が持てるように促し，薬物問題に対して，自分自身で解決法を考え実行することを支援する。

カウンセリングは，一対一で行われることもあれば，集団で行われることもある。集団カウンセリングは，同様の問題を経験している他の人から支援されているという感覚を得る機会や他人の話を聞いたりコミュニケーションを上手くとったりする練習をする機会を与えてくれる。社会的要因が，薬物使用の開始と維持に重要な役割を果たしているため，集団療法は，生活状況，人間関係，職業訓練などにおける問題の解決法を見つける手助けもする。カウンセリングは，それだけで薬物依存症の治療が十分であることは滅多にないが，これを他の形態の治療に加えることは非常に重要である（Gowing et al., 2001; Jarvis et al., 1995）。

動機づけ面接法

動機づけ面接法（motivational interviewing）は，カウンセリングの専門化した1つの形態である。この治療は，依存症者が変化のステージ（第1章参照）を先に進めるのを支援するように計画されたプログラムである。これは，彼らが薬物使用行動を変化させる決断をし，一方，同時にその決断に対する責任を受容する手助けをする。最も基本的には，薬物使用の良い点とあまり良くない点について探求し，薬物使用に対する様々な懸念を引き出し強めることである。動機づけ面接法は，「心理学的なもだえ（psychological squirm）」（Saunders, Wilkinson and Allsop, 1991 を参照）を引き起こすので，患者は，本来の自分自身と薬物使用者としての自分との間の矛盾に直面することになる。このことは，しばしば，薬物使用者であることの好ましくない側面を認識する機会を与え，これが変化への強力な動機となる。

行動療法的アプローチ

行動主義（behaviourism；第3章参照）の原則を基礎としたいくつかの治

療選択肢がある。主要な原則は，アディクションは学習されたものであるため，「脱学習（un-learned）」が可能であるというものである（White, 1991）。この観点から見ると，薬物使用は，特定の社会的状況，あるいは気分などのような数々の先行する出来事により促進され，直接的な薬物からの作用（正の強化子の例）や離脱症状などの不快感の除去（負の強化子の例）など，多くの強化子により維持されていると考えられる。これら強化子のうちのどれが重要であるかは，個人や特定の薬物によって左右されるし，また薬物を使用するたびに異なるかもしれない。

1つの行動療法的アプローチは，薬物使用に先行する出来事を調べ，そのような出来事を避けたり，薬物を使用することなくそのような状況に対処することを教えることである（下記参照）。あるいは，薬物の強化特性を変化させるために，薬物療法が用いられるかもしれない（例えば，アルコール使用に対するアンタブユース（訳注：日本では，ノックビン））。

薬理学的治療の中で，有効性が証明されている治療アプローチとして**随伴性マネジメント（contingency management）**がある。これは，薬物を使用しなかった人に，付随的に正の強化子を与えるものである（Gowing et al, 2001）。断薬していることが尿中薬物検査にて確認された人に対して，商品に交換できる引き換え券が報酬（reward）として与えられる。このアプローチは，ヘロインやコカイン依存症者が包括的治療プログラムを継続することに使用され，成功している。

認知行動療法

認知行動療法は，患者が薬物の渇望や使用への引き金を認識することと，薬物使用行動の基礎となっている認知の歪みを修正することを助けるように計画されている（Jarvis et al., 1995）。これには，一般的に，渇望に対処するためのスキルトレーニングと実践，薬物についての考えのモニタリング，そして再発に関連するハイリスク状況に対してのモニタリングを含んでいる。

リラクゼーション訓練

リラクゼーション訓練では，薬物使用に頼らずに，ストレスや緊張を緩和

するための幅広いテクニックを教える。日々の生活の中でストレスが高まった時にどのようにストレスを解消するか，ストレスがある時にその緊張を認識し，身体をリラックスさせる方法を学ぶ。このテクニックには，深呼吸，瞑想，漸進的筋弛緩法(progressive muscle relaxation)などが含まれる(Jarvis et al., 1995)。

薬物を断るスキル

飲酒あるいは薬物を使用させようとする社会的なプレッシャーを経験することは，誰にでも起こり得る。そのようなプレッシャーを自信をもって断るスキルは，再発を防ぐ上で非常に重要である。この形のスキルトレーニングには，ボディーランゲージ，声の調子，どのように薬物を断るかについての具体的な例について話し合うことなどがある（Lowinson et al., 1992)。

自己表現（アサーティブ）スキル

このトレーニングは，薬物を断るトレーニングと密接に関連しており，自分の要望と感情を他の人に対してはっきりと表現できるように支援する。人によっては率直に直接コミュニケーションをとることができないことにより，欲求不満，怒り，苦痛が引き起こされ，このような感情が薬物使用への欲求を起こさせることもある。要望や気持ちをはっきりと表現するスキルを教えるには，ロールプレイが必要不可欠であるため，グループで行うのが理想的である。これらのプログラムで扱われる課題には，自分がはっきりものが言えない時を認識し，敵意を見せたり失礼な態度にならずに，感情，要望，希望，意見を直接，正直に表現することが難しいと感じる場合にも，適切な方法で対処できるよう，多様な方法を身につけることが含まれている (Jarvis et al., 1995)。

問題解決スキル

問題解決スキルトレーニングは，毎日の生活の中で，薬物使用に頼ることなく，問題に対処できるような支援をするように計画されている。このトレーニングには，問題が存在する時を認識し，なるべく多くの潜在的な解決法を発展させ，その中から最も適切なものを選択し，それを実行する計画を立て，

選択した方法の有効性について評価することが含まれている。このプログラムは，問題を無視しないことを教え，また，薬物を使用することがストレスに対処するための簡単で有効な方法であると思うほどに，プレッシャーを増大させないように教える。

認知再構成

　認知再構成は，薬物使用を引き起こす思考や感情を特定し，それに対して立ち向かうように教えるものである。これは，自己表現訓練や薬物を断るスキルなどの行動スキルを教えるテクニックと共に用いられると，有効であることが多い（Jarvis et al., 1991）。これらのプログラムは，薬物使用を引き起こすような考え方をしている時を認識し，その一連の考えを中断し，負の感情に対処し，そして，薬物使用に関わることのない前向きな考えに変わっていくように支援する。

　薬物使用を引き起こす考えの多くは，突然起こり得る。そして，薬物使用者は，そのような考えが起きていることに気がついていないこともある。すなわち，それらは自動化した思考である（第5章を参照）。しばしば，これらの思考は，出来事や出来事に伴って生じる「自問自答（self talk）」の解釈の仕方の結果として生じる。例えば，夕食の食器を落として割った人は，「私はばかだ」とすぐに考えるかもしれない。もし，放っておくと，このような考えは，怒りの感情や欲求不満，そして抑うつ気分を引き起こし，これが次に，薬物使用を引き起こすかもしれない。認知再構成の重要な段階は，そのような負の思考に気付けるように援助し，それをより前向きなものに変え，薬物を使用（あるいは，他の嗜癖行動を行うことを）したいという欲求に繋がりにくくすることである。

再発予防訓練（リラプスプリベンショントレーニング）

　上記で説明した治療の多くは，短期間においては，高い率で薬物使用を止めることに成功しているが，長期的な結果は芳しくない。治療プログラムから離れると，多くの人が薬物使用欲求を抑えがたくなる。再発予防プログラムは，再発をどのように避け，もし再発が起きた時には，どのように対処すべきかについて学ぶことができる，大変有用なものである。これは，どのよ

うな治療プログラムにおいても、不可欠な部分だと考えられており、薬物使用者に、薬物やアルコールの再使用を避けるために様々なスキルや自信を確実に持たせることを、全体的な目的としている。

これに関する業績の多くは、マーラットとゴードン (Marlatt and Gordon, 1985) によって開発された。彼らのモデルによると、多くの再発は、いくつかのハイリスク状況、すなわち対人関係の葛藤、薬物使用へ向かわせようとする社会的プレッシャー、負の感情の状況などで起こる。個人が、ハイリスク状況に対処できるかどうかを決定する要因の1つは、成功への期待（expectancy）である。楽観的で自信を持っている人ほど、薬物欲求を抑えることに成功しやすい。この成功への期待は、以前の経験により形作られる。そして、いかなる再発も、自己効力感を減らし、罪悪感と悲観的な感情を増す可能性がある。

再発予防訓練は、アディクションを止めることに関する一般的な考え方に異議を申し立てようとするものである。行動変容は、0か100かではなく、むしろ、失敗から学ぶことが、薬物のない生活を達成するまでの過程の一部であると強調することにより、再発予防訓練は、失敗の影響を最小限にしようと意図されている。行動の変容を阻害したり促進したりする生活スタイルの要素が検討され、薬物を止めることの理由と利点が探究される。リスクの高い状況は、どこで、いつ、だれと、何をして、何を感じているかという観点から明らかにされ、記述される。それが明らかにされたなら、それらのハイリスク状況に効果的に対処できるように、特定のスキルが教えられる。

このように、この治療的アプローチは、再発の可能性を最小限にし、実際に再発が起きた時にも、その状況をコントロールできるように計画されている。それぞれのハイリスク状況に対して、そのような状況を避けるか、あるいは対処することを学ぶように教えられる。これらの状況を特定することを助け、薬物を使用しないやり方でハイリスク状況に対処できるようなスキルを教えるのが、治療者の仕事である。再発予防は、アディクションに対するすべての治療選択肢において、欠くことのできないものである (Gowing et al., 2001; White, 1991)。

ピアサポートプログラム

ピアサポートプログラム（自助グループ（self help groups）としても知られている）は，現在行われている社会的なサポートを，薬物使用を止めようとしている人に対して提供している。これらのプログラムは，以前に自分自身も薬物問題を経験した人によって行われる。医療や心理学の訓練されたスタッフが補助していることもあれば，まったく独立して運営されていることもある。最も一般的な2つのピアサポートグループは，治療共同体（therapeutic communities）とアルコホーリクス・アノニマス（Alcoholics Anonymous）である。

治療共同体

治療共同体は，組織化された薬物のない住居型の環境が，薬物依存の潜在的な原因に対処するために最適な状況を提供するという原則を根拠としている。これらのプログラムは，患者がより良い変化を起こすための適切なスキルと態度を培えるように支援する。ほとんどのプログラムでは，利用者は，ある一定の期間（3カ月から6カ月のことが多いが），コミュニティーの中で生活することが必要である。人によってはこの時間的拘束が難しいこともあるが，他の人にとっては必要とされているアディクションと関連した環境や状況から離れる期間を与えてくれるものである。

治療共同体は，薬物を現在減らしつつある人や，以前に薬物依存症であったが現在はカウンセラーとして働いている人，また場合によっては，共同体を組織している専門スタッフなどにより運営されている（Gowing et al., 2001）。治療共同体は，決定と行動の責任は個人にあることを受け入れることを強調しており，利用者に日常生活の課題を割り当てている（例えば，庭の手入れや料理など）。治療共同体に参加することによって，薬物使用者は，彼らの通常の環境から離れ，薬物使用に駆り立てる多くのハイリスク状況を避けることができる。人によっては，薬物依存症に対処するために，このアプローチが非常に有用なことがある。

12ステッププログラム―アルコホーリクス・アノニマス

アルコホーリクス・アノニマスは，最も古く，最もよく知られた自助グ

ループによるアプローチである。違法薬物には，ナルコティクス・アノニマス（Narcotics Anonymous），アルコール依存症の家族に対してはアラノン（Alanon）というように，いくつかの異なるグループが存在する。これらのプログラムは，ミーティングで提供される社会的なサポートを通して，1日1日の断薬を達成できるように支援するよう計画されている。プログラムは，薬物依存は病気であるという考えに基づいており（第1章参照），薬物依存症は治癒することができず，進行を止めるよりほかない病気であるという見解をもっている。

このようなプログラムは，**12ステッププログラム**（12 Step Programmes）と呼ばれている。大雑把に言えば，12ステップには，次のような原則がある。薬物に対して無力であることを認める，神，あるいは大きな存在と繋がること，自らの道徳的な過ちを認めること，薬物使用により周囲の人に害を与えたことを認め，それらに対して償いをすることなどである。本質的に，断薬を維持する重要なステップは，薬物に対して無力であることを認め，強いスピリチュアルな信念を培うことである（Gowing et al., 2001; White, 1991）。これは，たとえその変化を上手く達成する力がないとしても，変化しようとする決意は個人の力の範囲内にあるということを意味している。

これらのプログラムに認められる利点の1つは，嗜癖行動を行う代わりとなる社会的ネットワークを構築する機会を提供することである。しかしながら，これらの有効性を評価することは，非常に難しく，評価に関する報告もほとんどない（Gowing et al., 1991）。これらのプログラムの中心となる信条が匿名性であるため，個人の情報を収集することや研究が躊躇されることがその理由の1つである。それでもなお，このアプローチから恩恵を受けることができる人たちがいることは明らかである。グループへの定期的な出席やグループミーティングへの積極的な関わり（単に出席だけでなく）が，成功への重要な鍵である。

👁 治療の評価：治療は有効か？

「すべてが有効である」という印象を克服するために，また治療アウトカムを全般的に改善し，治療を割り当てる方法を個別に改善する

ために，我々は変化の過程とそれを促進する，あるいは阻害する要因について理解するために，ブラックボックスを開けなければいけない（Buhringer and Pfeiffer-Gerschel, 2008）。

ここまで，アディクションに利用出来る幅広い治療法のいくつかについて検討してきた。すなわち，薬理学的治療としては，メサドン維持療法のような乱用薬物の代替を目的としたもの，または作用を打ち消すものが含まれる。また，心理社会的治療法としては，個々に対する支援を探求し，彼らが技術を得ることと問題行動パターンを理解することを助けるものである。

どの治療的介入に対しても問われるべき重要な質問は，それが有効かどうか，「それは効いているのか？」である。この問いに答えるために，多くの大規模な臨床研究が行われてきた。これについては，以下でより詳しく説明をするが，まず初めに，治療が**効いている**とは，実際のところ何を意味しているのかを検討するのに少し時間を費やさなければならない。これは，一見すると明白な質問のようである――治療を受けた人が，酒，タバコ，ギャンブルなどを止めたとしたら，まず直観的にその治療は有効であると言うかもしれない。しかしながら，アディクションの問題は，単にその行動を行うということ以上に大きいものである。治療の有効性（effectiveness）と効率（efficiency）とを評価する時，ヘルスサービスの提供者（特に**健康エコノミスト（health economists）**，次ページの［科学的に考えよう］を参照）は，治療が生み出す節約分との関連で治療費用を考慮する必要がある（すなわち費用対効果（cost-effectiveness））。個人と社会への利益が，治療結果により正当化されるであろうか？　例えば，人が特定の治療を受けた後に，断酒断薬を維持すると共に仕事に戻る可能性が高くなるとしたら，単に薬の使用は減らせたものの，仕事の環境に戻ることができない（恐らく身体的あるいは感情的に）ままにしておくような他の治療よりも，この治療は有効であると考えることができる。主要な治療アプローチの多くが評価されてきたのは，まさにこのような観点においてである。そこで，次にその点について着目してみよう。

[科学的に考えよう] →
医療経済：治療の費用対効果の考量

　医療経済学（health economics；時に medical economics とも言われる）は，経済学の1つの分野で，疾病と治療の全体的な経済的費用に関するものである。治療が，アディクションを減少させるかどうかということと，その治療が費用対効果に優れているということとは全く別のことである。

　もし，お金のことを問わないのであれば，再発しないように24時間スタッフが支援できるようにした治療法を開発することで，様々なアディクションを文字通り治療することができることは想像できるだろう。どのような健康サービスにおいても，実際にはお金が問われるという事実はさておき（その点で有限なものであるが），アディクションに関する「問題」は，単に1つではなく，物質を使用するあるいは嗜癖行動を行う個人のみに関連しているわけではない。全くその逆で，多くのアディクションは，違法行為にも関連している（例えば，規制薬物を求めて買うことや，嗜癖行動を行うお金のための犯罪など）。そして，このことで，就職や就業の維持が困難になり，当然，長期的な健康障害を引き起こすことになる（例えば，アルコール依存症における肝硬変や，注射による薬物乱用をする者におけるC型肝炎，HIVなど血液由来の感染症など）。これらのことは，社会に対して経済的に大きな影響を与えており，それぞれの治療の価格と共にアディクションの全体的な費用を構成している。

　そのような費用がいかに大きいかを理解するために，ゴソップ，マーズデンとスチュワート（Gossop, Marsden and Stewart, 2001）は，1,075人の薬物使用者を対象として，1年間の犯罪にかかわる費用が500万ポンドであったことを示した。それゆえに，アディクションを減らすことに加えて，どの程度，就労の可能性を改善し，長期的な健康への害の可能性を減らすかということなどにより，治療が有効であると評価される。社会全体にとっても治療を受けた人自身にとっても，治療が薬物の使用を減らしたのでその治療が有効であったと単純にいうことは，治療が成功であったかどうかを評価するやり方としては不適切である。本章の初めで述べたように，毎年，1ポンドがアディクション治療に投じられたなら，警察，健康，社会福祉サービスの費用が削減されたことで地域にとっては2.5ポンドの節約になるの

である（Davies et al., 2009）。そしてまさにこのような理由により，「治療が有効である」と自信を持っていうことができるのである。

　1989年に，これまでで最も大規模な精神療法の臨床試験が，アメリカの国立アルコール乱用・依存症研究所（NIAAA：National Institution on Alcohol Abuse and Alcoholism)の基金により開始された。プロジェクト・マッチ（Project MATCH：Matching Alcoholics to Treatment based on Client Heterogeneity；以下「MATCH研究」と表記する）は，1,726人のアルコール依存症患者を3つの異なる治療群（12ステッププログラム，認知行動療法，動機づけ強化療法）の1つに慎重にマッチさせて割り付け，1年後の追跡調査の時点で，ランダムに3つの治療の1つに割り付けられた治療群の患者と比較して，治療アウトカムに改善がみられるかどうかを評価することに着手した（Project MATCH Research Group, 1997）。MATCH研究の驚くべき知見は，マッチングによる治療は治療アウトカムに有意な影響を及ぼしていなかったことと，3つのすべてのタイプの治療はほぼ同様の回復率を示したことであった。MATCH研究の追跡調査の結果の分析により，カトラーとフィッシュバイン（Cutler and Fishbain, 2005）は，さらに治療が寄与していたのは，治療アウトカムのわずか3％であり，治療から脱落した人の多くは，治療をほとんど受けていないにもかかわらず，有意な改善を認めたことを示した。より最近の臨床試験，UKATT（UK Alcohol Treatment Trial）は，標準的治療と新しく開発された心理社会的治療の両方に患者が割り振られた場合に，同様のエビデンスが得られたとしている（UKATT Research Team, 2005）。治療は，全般的な飲酒アウトカムに良好な結果をもたらした一方で，治療間では，認識できる相違が認められなかった。

　MATCH研究もUKATTも公的な臨床試験としてデザインされており，特定のものに限定された心理社会的治療を評価することを目的としている一方で，National Treatment Outcome Research Study（NTORS；Gossop, Marsden, Stewart and Kidd, 2003を参照）とDrug Treatment Outcome Research Study（DTORS；Davies et al., 2009参照）という2つの治療評価研究は，英国における現存する治療サービスを受けた薬物乱用者を追跡す

ることで，治療の有効性を全般的に評価するよう計画された。MATCH 研究や UKATT と同様に，NTORS や DTORS も，薬物依存症の治療は効果的であったと証明している。NTORS においては，地域で治療を受けているオピオイド使用者の 25％ 以上，そして，住居型治療施設で治療を行った 38％ 以上が，5 年後の追跡調査の時点で，完全にすべての薬物を断っていた。DTORS も同様の良い結果を報告した。治療は，薬物を減らし，犯罪行為を減らし，社会的個人的な機能を改善するという意味で，単に薬を減らすということを越えて付加的な有益な効果を持つことを示した。

　このように，これらのエビデンスは，とても説得力のあるものである。心理社会的治療と薬理学的治療は，治療を受けた多くの人が薬物やアルコールの使用を顕著に減少させ，生活の質を改善させ，そして本質的により自立した人になるという点で「効いている」のである。心理社会的治療と薬理学的治療が有効であるというエビデンスを基に，その 2 つを適切に組み合わせた場合，効果が倍増すると推測することは，それほど飛躍しすぎた考えではない。Project COMBINE（Combined Pharmacotherapies and Behavioural Interventions for Alcohol Dependence；COMBINE Study Research Group, 2003；以下 COMBINE 研究と表記）は，特にこの考えを確かめるために着手された。この臨床試験では，アルコール依存症の診断を満たす危険飲酒者 1,383 人が，薬物療法（ナルトレキソンとアカンプロサート，あるいはどちらか），行動療法的治療法（認知行動療法的な治療，12 ステッププログラム，動機づけ面接法），あるいは，薬物療法と行動療法的治療の両方を受けるように割りつけられた。ナルトレキソン（アカンプロサートではなく）と行動療法を組み合わせた治療においては，飲酒行動に改善効果を認めたが，これらの治療効果は，1 年後にはほとんど消失していた。さらに，行動療法とプラセボ薬を処方されていた患者が，行動療法的治療のみを受けていた患者よりもより改善を示したというエビデンスがもたらされた。

　このセクションの冒頭で紹介したビューリンガーとプファイファー＝グルシェル（2008）がコメントしたことは，まさにこれらの知見，特に COMBINE 研究からの知見を集積した観点からのものである。基本的に，アディクションに対する治療が有効であるとするエビデンスから逸脱するものは存在しない。それがたとえ，費用対効果に優れていることが要求される

という，より広範で厳密な意味での「有効性」においてもそうである。問題を次のようにまとめることができる。

- 一般的に行われている治療のどれ1つとして，他のものよりもより有効なものはない。
- 何に基づいて，ある治療を他の治療に優先して行うべきかということは明らかではない。もしそれが本当に重要だとしても。
- 患者が改善を示した場合，その理由を説明できない。
- 患者が改善しない場合に，その理由を説明できない。

ビューリンガーとプファイファー＝グルシェルの言葉を言い換えると，我々は，治療をより良いものにするため，何が我々の治療を効果的にさせているのかを理解するために，回復に関するブラックボックスの中を見ていく必要がある。

まとめ

　薬理学的治療と心理社会的治療のすべてを記述することは，この本の範疇を超えている。一般的に，これらのそれぞれの治療プログラムは，それぞれ異なる個人に対して有効である。さらに，薬物依存の行動的な側面と生物学的側面（薬理学的な側面）の両方に対処する多くの構成要素からなる包括的な治療プログラムは，一般的に単一の治療アプローチよりも有効である。治療が最終的に成功するまでには，実に多くの試みを要することもあるが，どのような治療プログラムへの参加であっても，アディクションに関連する害を軽減し，社会に対する費用を軽減し得るのである。

参考文献

　Begg, E. (2001) *Clinical Pharmacology Essentials* (2nd edn). Aucklond: ADIS International.
　Cruickshank, C. and Dyerm K.R. (2009) A review of the clinical pharmacology of methamphetamine. *Addiction*, 104, 1085-99.

Gowing, L., Proudfoot, H., Henry-Edwards, S. and Teeson, M. (2001) *Evidence Supporting Treatment. The Effectiveness of Interventions for Illicit Drug Use*. ACT: Australian National Council on Drugs.

Jarvis, T., Tebbutt, J. and Mattick, R. (1995) *Treatment Approaches for Alcohol and Drug Dependence. An Introductory Guide*. Brisbane: John Wiley & Sons.

White, J.M. (1991) *Drug Dependence*. Englewood Cliffs, NJ: Prentice Hall.

第7章

アディクションに対する主な予防戦略

はじめに

前章では,アディクションを止めようとしている人に用いられる様々な治療選択肢のいくつかについて,概略を簡潔に説明した。しかし,治療は問題をすでに引き起こしている人を支援するように作られている。ことわざにも,「**予防**は治療にまさる(prevention is better than cure)」とあるように,本章では予防について焦点を当てる。

> **この章で説明すること**
> ・アディクションの進行を予防する様々な戦略
> ・予防プログラムの様々な要素
> ・予防プログラムの提供におけるメディアの役割

治療を受ける人に高頻度に再発が認められるために,治療は臨床家にとって落胆する経験となることがある。依存症を持つ人が治療を完全に成功させるためには,おそらく異なる種類を含むいくつもの治療の試みが必要となる。包括的な治療プログラムを行うための費用は大変高価だが,警備や社会福祉の領域における費用をかなり軽減させる(すなわち治療は費用対効果が高い)。それでもなお,理想的には人がアディクションを発症するのを予防し,薬物使用を試したり使用することが問題化することを予防するのが望ま

しい。

　もし，アディクションが「持って生まれたもの」（「［科学的に考えよう］遺伝学とアディクション」，第2章参照）であるために避けられないというようなものではないと信じるなら，治療が必要となる状態までアディクションが進行するのを予防する方法を検討することから始めることができる。しかし，効果的な予防戦略を開発し評価することはとても難しく，メディアに浸透している薬物使用や他のアディクション（例えばギャンブル）の好ましいイメージに対抗することは大変困難である。本章では，アディクションが進行するのを予防するために開発された，いくつかの予防戦略について説明する。

一次予防

　予防戦略は，大きく3つのカテゴリーに分けて説明することができる。**一次予防**（primary prevention）の戦略は，人がアディクションを持つ前に介入するように作られている。アルコールやその他の薬物の使用や，ギャンブルを始めていない人などを対象としている。その目的は，不健康な行動を促進する，個人と環境のもつ要因の両方，またはどちらかに介入することである。本章では，一次予防戦略の概要に焦点を当てる。

　二次予防（secondary prevention）の戦略は，重大な問題が進展する前の早期の段階で，薬物使用や他のアディクションをスクリーニングし，特定することに関連している。二次予防戦略には，道路脇で行う運転手に対するアルコールと薬物のテストや，採用前や，職場における無作為，または相当な理由で（すなわち事故やその他の事故に至りそうな出来事の後に）行われる薬物テストなどがある（Dyer and Wilkinson, 2008）。

　三次予防（tertiary prevention）の戦略は，アディクションがさらに進行することを予防し，薬物依存に関連した深刻な医学的そして心理社会的な重大な結果が起こる可能性を，最小化することを意図したものである。社会におけるアルコールとその他の薬物使用の有病率や，使用に関連して生じる肝炎やエイズ，そして心理社会的な害などのリスクは，三次予防が重要であることを示している。

予防戦略は，多くの異なるレベルで行われ，多くの異なる形態をとる。それらは，**供給の削減**（supply reduction）あるいは需要の削減という目的を持つという観点から広く概念的にとらえることができる。供給の削減に対する努力は，薬物使用やアディクションは，それらの入手しやすさをコントロールすることによって管理できるという想定に基づいている。これは，法執行機関の主要なアプローチである。**需要の削減**（demand reduction）への努力は，個人が薬物を使用したり乱用すること，あるいはその他の不健康な行動を行うことを思いとどまらせようと試みることである。需要の削減は，予防，教育そして治療戦略を含んでいる。

予防戦略は，個人あるいは社会全体を対象とするように作ることができる。しかしながら，予防プログラムの歴史は，すばらしいものではなかった。有意な効果があると示されたプログラムはほとんどなく，実際，効果に関する評価は少ししか行われていない。しかしながら，最近になって，楽観できる理由もでてきた。効果的な教育と法的な制限を組み合わせた戦略が多くのアディクションに関連する害を軽減することが示されたのである。

◉ 一次予防の種類

一次予防は，大別すると6つの戦略に分けることができる。まず1つ目は，アディクションに関連した害について教育することを目的とした**情報普及アプローチ**（information dissemination approaches）である。これらのアプローチは，恐怖感を強めたり（例えば，もし飲んで運転した場合の死の恐怖），道徳的な行動を促したりするように意図されたメッセージを含んでいるものもある。2つ目は，**個人の成長**（personal growth）に関連したもので，自己肯定感を促進したり社会的スキルを養うように作られたプログラムを含む。次に**代替アプローチ**（alternative approaches）は，退屈さを減少させ，アディクションの代替となる活動を地域の中で提供することに関連している。4つ目の戦略は，薬物を断るスキルなどのアディクションに**抵抗するスキル**（skills for resisting）を養えるように作られているプログラムである。次の戦略は，**個人的および社会的スキルトレーニング**（personal and social skills training）である，これは必ずしもアディクションに焦点を当てるの

ではなく，自己肯定感を高めるように作られたプログラムである．最後の戦略は，**公衆衛生的アプローチ**（public health approaches）であり，特定の年齢のグループより，一般の人を対象としている．このアプローチは，薬物の入手可能性や価格などを法的に管理することを含み，例えばマスメディアを通じて提供される教育的な啓発と組み合わせて行われる．

表 7.1 　一次予防の戦略

予防戦略	目的	具体例
情報の普及	薬物乱用の重大な結果に関する知識を増やし，薬物に反対する態度を促進する	授業や地域における講演，表示，ポスター，パンフレット，マスメディアにおける広告など
個人の成長	個人の自己肯定感，責任ある行動決定，成長を促進する．薬物に関する情報はほとんどないか，全くないことが多い	野外活動，あるいは地域活動，集団問題解決活動
代替活動の提供	自己肯定感と自己信頼感を増し，退屈や疎外感を軽減する，実行可能な代替活動を提供する	若者センター，レクリエーション活動，職業訓練など
抵抗するスキル	社会からの圧力的な影響に対する認識を高め，これらの影響に抵抗する技術を養う	話し合い，スキルトレーニング，好ましい仲間からの影響の促進
個人的および社会的スキルトレーニング	行動決定，不安軽減，自己主張の訓練	話し合いとスキルトレーニング
公衆衛生的アプローチ	地域におけるアディクションに関連した害を低減する	アルコールや薬物の入手を制限する法律，飲酒運転に関する法律，課税政策

情報の普及

　予防の一般的な形は，若い人に対して教育を行い，アディクションになる前にアルコールやその他の薬物に関連した害に対する認識を高めさせることである．これらのプログラムは，薬物に関する事実に基づく情報や，有害作用に関する情報を提供するものであるが，しばしば，恐怖感を持たせるよう

に有害作用が強調される。また，若者の薬物に対する態度を変化させ，彼らが合理的な行動決定が行えるための基本となるものを提供するように作られている。すなわち，これらのプログラムは，アディクションは有害作用に対する不十分な知識による結果であるが，いったんこの知識が提供されれば，人は合理的で健康的な決定を行うであろうという考え方に基づいている。この情報は健康的な行動に至る態度を養うであろうということも想定されている。

情報の普及による予防戦略は，しばしば広報キャンペーン（広告やポスターなどの）や学校教育プログラム（授業カリキュラム，外部講師による講演，教育的な映画を含む）の形で行われる。多くのものが，単に事実を述べるよりも，恐怖感を植えつけるアプローチを用いている。しかしながら，エビデンスは，これらのアプローチは通常は効果がなく，時に予防しようとした行動の増加に繋がることがあることを示している。

個人の成長

これらのプログラムは，個人のスキルと成熟を促進するように作られている。それらは有害な結果に関する情報を強調するのではなく，個人と社会の発展により重点をおいている。それらは，価値観の明確化や責任のある自己決定，効果的なコミュニケーション，仲間のカウンセリング，自己主張を確立することによる対人関係の改善などにより，自己への理解と自己受容を促進させる。しかし不幸なことに，これらの有効性もやはり失望するものであった。これらのプログラムは，しばしば薬物使用やその他のアディクションに対する態度に対して効果がある一方で，実際の行動そのものに対して確実には効果を示していない。

代替活動の提供

これらの戦略は，若者に薬物使用や，その他のアディクションの代替となるものを提供するように作られている。例えば，様々な活動（スポーツ，趣味，学術指導など）を提供する若者センターを開設することなどが含まれる。前提となっているのは，魅力的な代替活動が与えられれば，若者が薬物使用や不健康な行動を行う可能性が，減るであろうという考えである。同様に，これらのプログラムは，若者が自分自身のことや他の人のことをどのように感

じているかということに焦点を当てて，チームワークや自信，そして自尊感情を促進する広範囲な活動を提供する。しかしこれらのプログラムもまた，ある人々には有益であるが，アディクションを減少させることには幅広い効果はないようである。

抵抗するスキルトレーニング

これらのプログラムは，薬物使用や不健康な行動を行わせようとする様々な社会的な圧力への認識を，高めるように作られている。それらは，薬物を使用させようとする仲間やメディアの両者からの圧力に，効果的に抵抗する特別なスキルを教えることに重点を置いている。この技術を用いる社会心理的な予防戦略は，若い人が薬物乱用やその他の不健康な行動を始めることを促進するような社会的な要因（すなわち，仲間からのプレシャーや周囲の人からの行動のモデリング，メディアにみられる姿勢）の，根本的な重要性を強調するモデルに基づいている。

抵抗するスキルトレーニングアプローチは，一般的には人に，薬物使用や他の不健康な行動を行わせようとする仲間からの圧力のある状況をどのようにして認識するのかを教える。参加者はハイリスク状況を明確に認識し，それを避ける方法，あるいは，これらの状況に効果的に対処するスキルが教えられる。この種類の戦略のその他の一般的な構成要素には，仲間のリーダー（例えば先輩の学生）の利用，薬物使用が広がっているという考えに対抗して，事実に基づく情報を提供する（例えば国の有病率データを示すなどによって）ことなどがある。これらのプログラムは，薬物使用を制限することにいくらかの有効性が示されている。

個人的および社会的スキルトレーニング

予防への個人的および社会的スキルトレーニングアプローチは，社会学習理論と問題行動理論に基づいている（第3章を参照）。薬物乱用とその他のアディクションは，社会的，環境的，および個人的な要因の相互作用の結果として起こる，社会的に学習された機能的なものとして概念的に説明される。すなわち，アディクションは，モデリングと強化によって進展し，認知，態度，そして信念の影響を受ける学習された行動である。

一般的には，これらのプログラムは，少なくとも以下の中の1つを含んでいる。

・一般的な問題解決と意思決定スキル
・対人関係あるいは，メディアの影響に対抗するための認知的スキル
・自尊感情と自己主張を向上させるスキル
・認知的対処スキルあるいは行動的リラクゼーション技術を用いたストレスや不安を軽減させるスキル
・全般的な社会的スキル

これらのプログラムは，若い人に生活に対処するためのスキルを教えるように作られている。このスキルは，幅広い応用が可能で，必ずしも，薬物乱用あるいは特定のアディクションに焦点を当てたものではない。このようなアプローチは，アルコールや薬物使用に関連した害を減らすことに，明らかな効果を持つことが示されている。

[科学的に考えよう] →
アディクションの予防における教育的アプローチに関する解説

　エビデンスの重みからみると，薬物教育的アプローチ，特に薬物やその他のアディクションの有害作用を強調するものは一般的に効果がなく，一方，より一般的な社会的スキルを教える方はいくらか見込みがあるようである。この知見は1975年にオランダにおいてデ・ハエスとシュアマン（De Haes and Shuurman, 1975; 1987）によって最初に示された。彼らは，大麻使用を予防するように作られた薬物教育の3つの異なるアプローチを比較した。1つのアプローチは，恐怖を喚起し，大麻使用の道徳的な側面を強調したものだった。2つ目は，大麻や他の薬物の効果に関する情報を提供するもので，3つ目のアプローチは，薬物に特別に注目するのではなく，思春期における広範囲な問題について議論する機会を学生に与えるというものであった。どのアプローチもすでに大麻使用を始めていた者を止めさせることはできなかった。実際，薬物に特化した教育を受けた者では薬物使用経験は増加し，どのプログラムも受けていないコントロール群の2倍以上であった。しかしながら，

3番目のより一般的なアプローチでは，大麻使用を試す人数に，何も行われなかった場合に通常予測されるよりも，少しばかりの減少が認められた。

近年，楽観的に考えることのできるいくつかの知見が出てきた。最近の EU-DAP スタディー（European Drug Addiction Prevention Trial; Faggiano and EU-DAP Study Group, 2010）は，170 の学校（ヨーロッパの 7 カ国の 12 〜 14 歳の 7,079 人の生徒）を対象としている。学生は，無作為に，3 つの異なる予防プログラムの 1 つあるいはコントロール群に割り当てられた。社会的な影響をアプローチの基本としている学校カリキュラムは，アルコール乱用や大麻使用の開始をある程度遅らせる効果を示したが，喫煙に関しては効果がなかった。これらの結果は，心強いものではあるが，アディクションから生じる害を除去するのに 100 パーセントの有効性を持つ予防戦略はないことを示している。

公衆衛生的アプローチ

アディクションを予防する公衆衛生的アプローチは，必ずしも特定の年齢集団のみに焦点を当てるのではなく，むしろ一般の人に向けられているキャンペーンを含んでいる。この目的は，個人と広範囲の地域に対してアディクションがもたらす害を減らすことである。需要の削減と供給の削減のバランスをとり，一方でハームリダクション（すなわちアディクションに関連した害を減らすこと）への積極的関与を含んでいる。

例えば，このアプローチは，広告，飲酒運転に関する法律，ホテルの営業時間，薬物分類などに関する規制により，学校教育と公共の健康教育をバランスよく行うことである。しかしながら，薬物の犯罪的な側面よりも健康的な側面に重点が置かれている。このアプローチにおける予防戦略は，ある薬物を違法として規制したり，課税することにより合法的な薬物の入手可能性や価格をコントロールすることや，マスメディアを通じて教育的キャンペーンを行うことなどを含んでいる。

一次予防のためのマスメディアの利用

　メディアは，アディクションに関連した態度，信念，規範や行動に影響を与える強力な方法となり得る。映画，テレビやラジオの非常に大雑把な分析でさえ，薬物に関する内容がいかに浸透しているかを示すであろう。特に，広告はしばしば，アルコールやその他のアディクションに対して肯定的な態度を生むような映像を含んでいる。安全な薬物使用を奨励するメッセージは，薬物のより魅力的な側面を強調するメッセージよりも明確さにかけることが多い。長年にわたり，薬物使用に関連する害を予防するための多くのマスメディアによるキャンペーンが行われてきたが，多くは，情報の普及と恐怖喚起的なアプローチであった。

　そのような公衆衛生上のメッセージの効果を評価した研究は比較的少なく，また行われてきた研究結果はしばしば，落胆するものであった。いくつかのキャンペーンは，知識を増やし，態度に影響を与えたが，一方で，他のキャンペーン，特に恐怖を喚起することに焦点を置くものは，効果が全くなかったか，あるいは逆に薬物使用を増加させた可能性があった（Fly and Sobel, 1983）。

　アルコールの広告の多くは，現在は安全な飲酒行動を奨励するメッセージを含んでいる。しかしエビデンスは，これらのメッセージが飲酒行動に大きな影響を与える可能性は非常に少ないことを示している。例えば，最近の研究で，若い人がアルコールの印刷された広告を見た時の目の動きをモニターする機器を用いたものがある（Thomsen and Fulton, 2007）。これらの広告に見られる責任と適量の飲酒を求めるメッセージは，学生に最も見られることの少なかった文字あるいは視覚領域であり，見たのは0.35秒間で，学生がポスターを見た全時間のおよそ7％であった。広告の安全を喚起するメッセージを見た人の中で，書かれていたことを覚えていた人は4分の1以下であった。

　恐怖を喚起するメーセージを含めることが，アディクションに関連する害を減らすことに効果がないと考える十分な理由がある。**恐怖管理理論**（terror management theory；Greenberg, Solomon and Pyszczynski, 1997）は，予防プログラムにおいて死に関連したリスクを強調することは，もしアディクションが自分のプライドにとって重要であった場合，実際にアディクション

の増加をもたらすことを示している。例えば，飲酒運転の死の危険性を強調した情報キャンペーンは，もし運転することが個人のプライドにとって重要である場合には，飲酒運転の可能性を実際に増加させる可能性がある（Jessop, Albery, Rutter and Garrod, 2008）。

　アディクションの有害な結果を強調する予防キャンペーンは，人がその行動を変化させることを支援する情報も共に提示する必要があり，この情報は脅しにならない方法で提示されなければならない（例：Witte, 1992）。マスメディアキャンペーンが有効となるためには，単に起こり得る有害作用を強調するだけではなく，薬物使用やその他のアディクションを促進する社会的そして環境的な影響に対抗するための戦略の促進に，より重きを置かなければいけない。

供給削減のための規制の役割

　予防戦略における法律の役割と法的なコントロールを検討するためには，飲酒に関連した害を軽減するように作られた政策の例を見ることが役に立つ。合法的に売られている薬物の価格と課税をコントロールする規制を実施することは，健康プログラムの財源を増やすことと，消費を減少させることの両方を目的としている。アルコールの例では，パブの営業時間を制限すること，様々な商品にアルコール含有量に応じて課税すること，アルコール飲料に含有されているアルコール量を表示すること（アルコール単位として表示），アルコールを購入できる場所と店の営業時間を管理すること，そして，未成年者への違法な販売を厳しく取り締まることなどがある。

　アルコール飲料にアルコール含有量や飲酒の安全なレベルに関する手引き（訳注：2016年1月に改訂された英国ガイドラインにおいては，飲酒には安全なレベルというものは存在せず，低リスク飲酒と呼ぶように推奨されている）を明確に表示することにより，害を減らすことに重点を置くことは，そのような情報と理解の促進が無責任な飲酒行動を減らすであろうということを前提としている。残念ながら，必ずしも常にそうなるわけではない。最近のロンドン大学の医学生の飲酒行動を調べた研究は，ほとんど80％近くの学生が危険な飲酒をしており，およそ40％がアルコール依存症となる危険性があったことを示している。すべての学生が現在の英国の飲酒ガイドラ

イン（女性は1日2〜3単位，男性は1日3〜4単位まで。訳注：2016年1月に改定され，2016年現在では男性も女性も週に14単位までとなっている。英国における1単位とは純アルコール8gである）を正しく言うことができ，またアルコールとその他の薬物乱用に関する特定の内容を取り入れた体系化された教育を全員が受けていたにもかかわらず，このリスクの高い飲酒行動が認められた（Moss, Dyer and Albery, 2009）。

　この研究は，現在の節度ある飲酒に関するガイドラインを正確に理解していることは実際の節度を持った飲酒行動，あるいは，推奨される範囲に飲酒量を進んで留めておこうとすることには結びついていないことを示した。この研究における学生が，安全でない飲酒をすることの健康上の意味を理解することが期待され，将来アルコールに関連した害を経験している患者に治療を提供するはずである医学生で構成されていたという事実が，さらに，節度ある飲酒のためのガイドラインの知識や，それを守らないとどうなるかということへの理解を高めることが，より節度ある飲酒行動につながるという主張の正当性を損なってしまった。実際，このようなガイダンスが，戦略的に誤った用いられ方をすることがあるというエビデンスもある。1995年にオーストラリアで強制的にスタンダードドリンク（訳注：オーストラリアにおけるアルコール含有量の示し方）を表示することが導入されたが，長年の政策主導の共同研究の結果，若年飲酒者が，実際には，この情報を最も安くかつ強いアルコール飲料はどれかを知るために利用していたことを研究者たちは見出した（Jones and Gregory, 2009）。

　アルコールの購入と消費に制限を加え，しかるべき場合には法的な手段を行使する政府の政策は，飲酒に関連した害を減少させるのに有効で（Anderson, Chisholm and Fuhr, 2009），費用対効果も良いようである（Doran et al., 2008）。一般的に，含まれるアルコール量に基づいてアルコール飲料に課税することや，これらの飲料にアルコール含有量と安全な飲酒へのメッセージを表示すること，そして一般の人に対する安全な飲酒に関する教育など（すなわちどのくらいの量のアルコールが健康に有害であるか）は，すべてアルコールの害に取り組む最初の重要な段階である。しかし，それらは地域のアルコール関連の害の全体的な率を減少させるかもしれないが，これらの予防戦略にもかかわらず，なお重大な飲酒問題を経験する人もいるであろ

う。結果として，さらに有効な予防戦略を開発するための研究を行い，また可能な治療選択肢を向上させる必要性が残されている。

本章のまとめ

予防プログラムは，地域におけるアディクションを減少することにある程度成功してきた。多くの学校教育プログラムは薬物関連の害を効果的に減らすことはないが，一方で一般への情報と教育プログラムは，薬物問題への関心を増すことが可能である。アルコールや他の薬物の入手可能性と接近のしやすさを制限する規制と政府による政策は，全国民のアルコールに関連した害を減少させることができるが，安全ではない行動を完全に根絶することはないだろう（Moss et al., 2009）。アルコールや薬物に関連した宣伝を禁止することや飲酒運転対策，そしてすでに危険なレベルにある人に対して個別の介入を行うことは，アルコールや他の薬物関連の害の全体的な発生率を減少させるのに有効である（Anderson et al., 2009）。しかしながら，より有効な予防戦略の開発と評価を行う必要性が残されている。次の章では，アディクションの心理学的そして生物学的な特徴に関する我々の理解を前進させることが，どのようにより有効な予防と治療プログラムの開発を導く手がかりを提供するのかについて議論する。

参考文献

Anderson, P., Chisholm, D. and Fuhr, D. (2009) Effectiveness and cost-effectiveness of policies and programmes to reduce the harm caused by alcohol. *The Lancet*, 373, 2234-46.

Botvinem, G.J. and Botvin, E.M. (1992) School-based and community-based prevention approaches. In Lowinson, J.H., Ruiz, P. and Millman, R.B. (eds) (1992) *Substance Abuse. A Comprehensive Textbook*. Baltimore: Williams & Wilkins.

De Haes, W. and Schuurman, J. (1987) Looking for effective drug education programmes: Exploration of the effects of different drug reduction programmes. *Health Education Research*, 2(4): 433-8.

Gill, J. and O'May, F. (2006) How 'sensible' is the UK Sensible Drinking message? Preliminary findings amongst newly matriculated female university students in Scotland. *Journal of Public Health*, 29, 13-16.

Jonas, S. (1992) Public health approach to the prevention of substance abuse. In Lowinson, J.H., Ruiz, P., Millman, R.B. (eds) *Substance Abuse. A Comprehensive Textbook*. Baltimore: Williams & Wilkins.

第8章

アディクションの統合モデル

👁 はじめに

　本書を通して，我々は，アディクションの形成，維持，治療，そして予防の様々な側面について説明することを試みる広範な理論的展望について述べてきた。それぞれのモデルは，アディクションのいくつかの側面に対して強みを持っているが，アディクションの要因と結果すべてを，適切に説明する単一の統合された理論は，今までなかった。私たちがこの本で取り上げたことから確かに言えるのは，アディクションは複雑であり，アディクションを治療し予防するための手段は，そのことを反映している必要があるということである。アディクションに内在するこの複雑性は，アディクションの完全な理解には，関連する生物学的，心理学的（認知と行動），および環境的要因の正しい認識が絶対に含まれていなければならないという事実を反映している。

> **この章で説明すること**
> ・アディクションにおける生物学的，心理的，環境的要因の重要性
> ・これらの3つのタイプの影響を論理的に統合する新しいモデル
> ・アディクションを理解し，その結果を予測し，優先すべき適切な治療法と予防法を明らかにするための新しいモデルの実践的な利用について

第8章 アディクションの統合モデル

　本章では，現存する理論的観点と研究から得られたエビデンスの統合を試みたモデルを提示し，研究，治療，そして予防に関するいくつかの将来的な方向性を明らかにする。我々が提案するフレームワークは，第5章で紹介した認知機能に関する二重システムのフレームを基礎にしているが，この本で提示してきたその他の多くの異なる理論も組み入れている。

　要約すると，二重システム理論は人間の精神には，2つの異なった情報処理システムがあることを前提としている。システム1は，自動的でしばしば無意識に処理される情報処理システムであり，日常の多くの考えや行動に関与している。一方，システム2の処理は，より意識的なもので，努力を要し，ルールに基づいた情報処理であり，典型的には，複雑で新しい問題に直面した時に働く。システム2は，嗜癖行動を行う（例えば，急性薬物中毒あるいはギャンブルのスリル）ことで障害を受ける可能性があるが，システム1は，比較的安定したものである（Moss and Albery, 2009）。

　我々は，アディクションの進行，維持，そして治療に関係する様々な要因を，異なる3つの種類に分類した。アディクションに関係することが分かっている要因の1つ目は，**生物学的**な領域である。すなわち，薬物の作用と効果，そして身体依存を引き起こす耐性と離脱症状に関するプロセスであり，これが薬物を持続的に使用するように動機づけている。2つ目として**心理－行動的**と分類される区分を明らかにしたが，これには，精神依存の基礎となる感情，強化そして学習に関する要因がある。そして，最後に我々は，**社会環境的**要因について検討するが，これは，薬物の法的な扱い，周囲の人の薬物に対する態度，薬物の価格や入手可能性，そしてアディクションの基礎となる環境的背景などを含んでいる。我々は，モデルの中心にシステム1とシステム2の認知プロセスを置いたが，これらが，3つのカテゴリーからもたらされる情報を処理し，嗜癖行動を行うか行わないかのいずれかの反応へと導く。情報の入力（例えば，薬物が入手可能な場所に行く，薬物の使用，あるいは離脱症状を経験するなど）に対してもたらされた反応は，今度は，次の反応（例えば，薬物の購入，薬物による酩酊，意図していたより多くの薬物を消費すること，より多くの薬物を買うために売人を探すことなど）を引き起こす情報入力として働く。

　次に，3つのカテゴリーのそれぞれを順次見ていき，アディクションの進

行と維持を理解するために，我々のフレームワークにおけるそれぞれの役割について記述する。そして，次に，この3つがどのように相互に関連して，アディクションを理解するための論理的なフレームワークを形成しているかを考える。最後に，このフレームワークがもたらす治療と予防に対する意義について議論して，この章とこの本を締めくくることにする。

生物学的要因

　薬物依存の生物学的な特徴は，アディクションの完全な理解と適切な治療と予防への取り組みを発展させる上で必須のものである。すべての乱用薬物は脳内報酬系にドパミンを放出し，そのために，継続的な薬物使用を強化する好ましい効果を生み出す。ギャンブルなどの他のアディクションも同様に，ドパミンが誘発する報酬系の活性化の過程を経て，部分的に強化されている可能性が高い。依存薬物の慢性的な使用は，耐性を引き起こし，それにより薬物の効果は時間と共に減少し，また，離脱症状が起こるようになることで，薬物を使用しないでいることが生理的な不快感を引き起こし，その不快感がさらに薬物を使用するように動機づける。直接的な薬理作用である報酬系におけるドパミン放出や離脱症候群の不快感は，嗜癖行動を行う前に（認知的に）処理する生理的な情報入力のいくつかを示している。

　図8.1は，我々のフレームワークの初めの部分を示している。ある生物学的な情報入力は，直接，反応を引き起こす。また他の生物学的入力は，認知プロセスを経て処理されて反応を起こすか，反応の強さの変化をもたらす。それでは，身体離脱症状の例を見てみよう。まず初めに薬物がないこと（すなわち，薬物が作用する場所に薬物がないこと）は，身体的な依存を持つ人に離脱症状を引き起こす。この例において，薬物がないことが生物学的な入力情報であり，離脱症状が反応である。離脱症候群の特徴，すなわち，どのような離脱症状が出現するか，またその症状がどのタイミングで出るのかは，それぞれの薬物ごとに決定される。それぞれの乱用薬物は，常にその薬理作用の反対である特有の離脱症状を有している（第2章参照）。そして，離脱症状が経験されるかどうかには，認知的なプロセスの関与は必要ではない。

　しかしながら，図8.1は，生物学的な入力情報も，認知プロセスシステム

を経ることを示している。例えば，離脱症状の強さは認知プロセスの影響を受ける可能性がある。もし，以前に離脱症状の経験があれば，離脱症状が不快なものではあるが，薬物を摂取すればすぐに止めることができることを学んでいるであろう。さらに，離脱症状が不快であると予期することは，実際の離脱症状を悪化させ，その逆を予期している時よりも，さらにひどい離脱症状を経験する可能性がある。結果として，これがさらに多くの薬を求めようと決断する動機と，その行動化の可能性を高めるかもしれない。

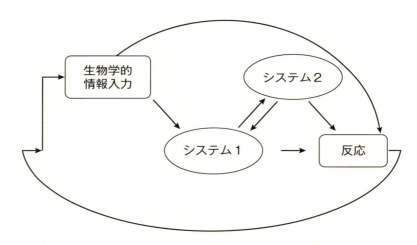

図8.1　アディクションの二重システムモデルにおける生物学的情報入力

もう1つの例として，中枢神経刺激薬の摂取により脈拍が速くなった例について，考えてみよう。脈拍数の上昇は，中枢神経系と末梢神経系への薬理作用に対する直接的な生物学的反応であり，人は脈拍数が上昇していることに気がつくことができる。そのため，この生物学的情報入力としての形は，認知的プロセスシステムによる反応を導く。例えば，急に脈拍数が上がったことを経験した人は，それが過去に習慣的に薬物使用をしている人であれば，良い兆候として理解するであろう。これは，過去の頻回の経験から生じた，単純で自動化した結びつきである。一方で，同じ薬物を初めて使用した人では，同じ程度の心拍数の上昇を経験すると，何か悪いことが起きているのではないかとパニックになり，アドバイスや支援を求めるかもしれない。

◉ 心理－行動的要因

アディクションを理解するために用いることのできる要因の次の種類は，心理－行動的情報入力（psycho-behavioural inputs）と我々が呼ぶものである。この用語は，感情や気分の状態などの心理学的な情報入力と共に，薬物を注射している自分自身を見ること，アディクションと関連した環境（例えばナイトクラブあるいはカジノ）に入ること，薬物を摂取している人と一緒にいることや，その他の条件づけされた刺激のあるところにいることなどの個人が携わる心理的に重要性を持つ行動を表すのに使われる。図 8.2 は，この種の入力がどのように反応に影響するかを示している。

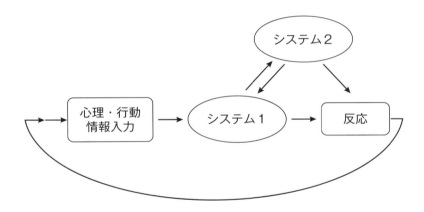

図 8.2　アディクションの二重システムモデルにおける心理－行動的情報入力

ここで注目すべき重要な点は，心理－行動的情報入力は，その性質からして，認知的プロセスを経ることなく，反応に対して直接的な作用を持つことはできないということである。例えば，抑うつ気分と不安感を持つ薬物依存の人は，その気分に対処するために，薬物を使用するかもしれないし，しないかもしれない。ここで大事なのは，彼らの気分の影響は，それらの感情に対する認知的な反応の出力によって完全に決定されることである。もし彼らが，日常的に感情を緩和するために薬物を使ってきたとしたら，彼らのうつ状態への反応は，自動的に（すなわち，システム1を経由して）薬を使うと

いうことになるだろう。

一方で、人によっては、目下、薬を断とうと試みていて、治療を通して、通常なら薬物を使用するような状況に対してどのように対処するか、アドバイスを受けてきたかもしれない。そうなれば、彼らは、自分の感情に対処する、あるいは薬物使用を避けるための戦略を立てるという、より努力を要する（すなわちシステム2を用いる）考えに取り組むだろう。

社会－環境的要因

最後は、社会－環境的情報入力である。生物学的情報入力と同様に、これも認知的な媒介が全くなくても、反応に直接影響を与えることができる。社会－環境的情報入力は、個人の外へと広がる我々の行動への影響の種類を表すために用いられ、これは、他の人やホームレス、あるいはある薬物の入手可能性と入手アクセス（などの社会的状況）の影響を含んでいる（例えばパブの営業時間、違法なヘロインの入手可能性、カジノへのアクセスの良さなど）。図8.3は、我々のフレームワークにおけるこの種類の情報入力を示している。

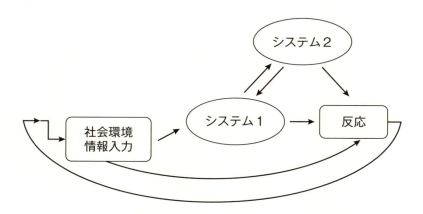

図8.3　アディクションの二重システムモデルにおける社会－環境的情報入力

アディクションにおいて，反応に直接的に影響を与える社会－環境的情報入力の1つの例は，ギャンブルのための資金が不足していることだろう。もし問題ギャンブラーが，カジノでお金を借りることができずに，ギャンブルを続けるためのお金を得る方法が他に全くないとしたら，彼らの反応（すなわち，その時それ以上はギャンブルをしない）は，完全にこの環境的入力（ギャンブルをするためのお金がない）により決定される。これとは別に，問題ギャンブラーへの他の社会－環境的情報入力としては，友人や家族からギャンブルを止めるようにという要望があるかもしれない。これは，明らかに，直接的に個人の反応を変えるものではない。なぜなら，当然彼らは，それらの要望を完全に無視して，ギャンブルを続けることができるからである。彼らの反応は，家族や友人からの要望を考慮した結果としてなされる決定に，もう一度ゆだねられることになる。そしてこの決定は，システム1とシステム2を経てなされる。

アディクションの統合したフレームワーク

これで，アディクションを理解するための完全に統合されたフレームワークを形成するすべての構成要素がそろった。このフレームワークを図8.4に示した。この図には，先に述べた3つの種類の情報入力が含まれている。

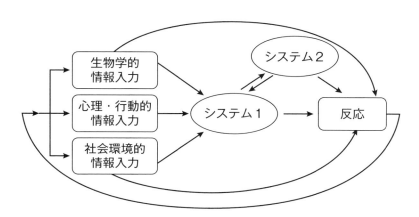

図8.4　3種類の情報入力をすべて含むアディクションの二重システムモデル

上に示したこのモデルは，嗜癖行動に直接的に作用したり，認知的なプロセスによって調整されたりする生物・心理・社会的な要因によって嗜癖行動は生み出され，維持されることを示している。このモデルは，本書で議論してきたアディクションの成因と進行に関する，最新の多くの理論を取り入れている。このフローチャートは，長年にわたって形成された反応（例えば，慢性的な薬物使用後に起こる離脱の徴候や症状などの経験について）と共に，たった1回の薬物使用で起こる反応を説明する際にも，用いることができる。それにより，アディクションからもたらされる個人と地域への害を防ぐための多くの目標とすべき対象があることを我々に示している。我々は，特定の生物学的または社会－環境情報入力を取り除くことができるし，システム1（無意識で自動的な情報処理）を変えようと試みることができる。また，システム1にできるだけ影響が与えられるように，システム2の認知プロセス（制御された意識的な情報処理）を強化することができる。我々のモデルの重要な機能は，アディクションとその害に関連する様々な要因を位置づける（マッピング）ための，明確な方法を提供することである。そしてこれは，最も適切な介入方法，あるいは予防戦略を決定するための新しいツールを，我々に提供してくれる。

　本書の最後の部分で，我々のモデルが，重大な社会的な害である——飲酒運転——に関連する行動を，どのように説明し得るかを示し，この行動の発生率を減らすための戦略について，このモデルが示唆することを考察する。我々は，飲酒問題がアディクションの多くの間接的な害を代表しているので，これを取り上げた。この本で議論してきたように，アディクションは，それを行う本人がこうむる悪い影響以上の理由で問題である。それどころか，刑事裁判に関連する費用，医療費，そして経済的な費用の形で，社会に及ぼす影響は莫大である。それにもかかわらず，我々がずっと議論してきたモデルや理論の中には，これらの広範な社会的な問題を説明できるものはほとんどなかった。

◉ 飲酒運転

　飲酒運転による負傷者や事故は全体的に減少しているにもかかわらず，飲

酒が絡む交通事故で亡くなる死傷者の数はここ 10 年間でほぼ一定のままである。英国での車の死亡事故全体の約 16％が，アルコール法定限界値である血中濃度 0.08％以上の陽性を示す運転者によるものである（Department of Transport, 2007）。さらに，毎年の交通事故死亡者のうちの 80 人は，アルコールの法定の飲酒運転限界値より低かったが，血中にはかなりのアルコールが検出された運転者により引き起こされたものだった（Institute of Alcohol Studies, 2004）。事故で死亡した運転者の中で，法的限界値以下ではあるものの血中からアルコールが検出される割合は，20 〜 24 歳と 25 〜 29 歳の年齢区分で最も高かった（Department for Transport, 2007）。このエビデンスは，25 歳以下の年齢の人が交通事故の大きな比率を占めていることを示している。

　基本的な運転方法を学ぶのは比較的簡単である（Evans, 1991）。しかしながら，乗り物を運転するために必要とされる複雑な技術の相互作用と同時に，道路上で他の運転手の行動を予期することは，運転を複雑なものにしている。血中濃度が低くてもアルコールによる運転への障害が認められるため，アルコールの閾値効果に関するエビデンスは乏しい（Ogden and Moskowitz, 2004）アルコールの影響を受ける運転技術には，注意，情報処理，警戒心，視覚機能，距離の判断能力や，さらにハンドル操作やブレーキなどの運動技術がある。理想的には，アルコールを飲んで運転する人が全くいない状況が望ましいのではあるが，これは，必ずしも現実的な提案ではない。

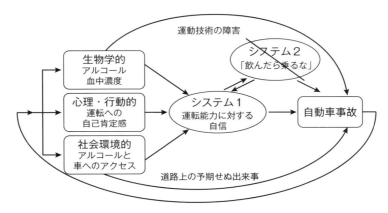

図 8.5　飲酒運転に応用したアディクションの二重システムモデル

図8.5 に、飲酒後に起こる自動車事故（反応）の生物・心理・社会的な先行事象のいくつかを示した。それぞれの情報入力を順に見てみよう。生物学的な情報入力からまず見ていくことにする。

第2章で示したように、アルコールは中枢神経系に対して抑制的に働き、血中濃度が上昇するにつれて、認知機能と運動技術を障害する。我々のモデルでは、アルコール血中濃度の上昇は、自動車事故に巻き込まれる可能性が劇的に増加するほど、認知機能と運動技術を障害するとしている。しかしながら、高いアルコール濃度は、我々の自信を強めるという作用も持っており、この例では、システム1の認知プロセスは、車の運転能力に対する自信の増加を導く。そして、それは特に経験豊かな運転者で起こりやすい。単純化して言うと、もしある人が、運転と交通事故とを関連づけない傾向を持つとしたら（これは、ほとんどの運転者にとってあてはまるであろうが）、飲酒運転を止めさせるようなシステム1からの自動的な出力は、必ずしも起こらないであろう。それは、飲酒運転が負の結果（つまり、交通事故）をかなりの可能性で起こすという関連づけを、以前に学習している人においてのみ起こり得る。そのような以前の学習がなければ、もし次で議論するような運転をする方向に動機づける他の要因があれば、飲酒運転を行う可能性が著しく高くなるだろう。一方、「飲んだら乗るな」と通常我々に働きかける制御されたシステム2のプロセスは、高いアルコール血中濃度により障害される。結果として、システム2は、誤ったシステム1のプロセス（ここでは、積極的に飲酒運転を促すか、あるいは単純に飲酒運転を止めようとすることを放棄するかのどちらか）を相殺することができないため、人は運転してしまい、潜在的に事故を起こす可能性がある。

摂取できるアルコールの量、そして車を運転する機会は、明らかにアルコールと車へどれくらい簡単にアクセスできるかにより決定される。それは、社会－環境的情報入力は、車とアルコールの両方にアクセスしやすいということである。以前に述べたように、反応時間と視覚機能は、アルコール血中濃度の上昇と伴に障害される技能である。結果として、予期しない出来事（信号が赤に変わるなど）に対して適切に反応する運転者の能力は、かなり障害されており、その結果交通事故が起こりうる。さらに、明らかに酩酊しているのに酒をさらに売りつけられ、そして運転してほしがる友人がいれば、自

分の運転能力に対する自信（システム１）は増すであろう。

　最後に，人は自分たちは運転が上手いと考えているかもしれない。実際に，以前に一度も事故に巻き込まれたことがないかもしれない。車の運転ができることは彼らの自己認識にとって重要であるかもしれない，すなわち，彼らは運転することに高い自己肯定感を持っているのかもしれない。結果として，彼らは，飲酒により生じる障害を過小評価し，自分が認識している運転技術を過大評価するかもしれない。そして，この心理－行動的情報入力が運転技術に対する自信を増加させ（システム１），結果として自動車事故を起こす可能性がある。

　しかしながら，これらそれぞれの情報入力は，どのようにすればこの状況を防ぎ得たかという考えを我々に与えてくれる。認知プロセスの観点からみると，アルコール摂取をした後に運転することは決して適切ではないという，認知的な関連づけを強化することに力を注ぐ必要がある。もし，このメッセージを，法的に運転が許されるより前のかなり若い時から届けることができれば，この関連づけは，飲酒運転という行為に対する自動的な反応として（すなわち，この行為は負の結果と関連していると自動的に考えること）システム１に構築される。もし，システム１がこのように「訓練」されていれば，制御されたプロセスが弱められている場合でも，酩酊時にこのシステム１が行動のかじ取りをしてくれる可能性が高いであろう。

　生物学的情報入力（アルコール血中濃度）の観点からみると，アルコール含有量の少ない飲料を，強いアルコール飲料より安価で入手しやすくすることを，確実にするといいだろう。また，食べ物をいつでも摂りやすくすることや，酒をあまり急速に飲まないようにすること（両方ともエタノールの吸収速度を抑える）などを確実にすることで，血中アルコール濃度の上昇速度をゆるやかにするような方法でアルコールを提供することも可能であろう。同様に，パブやその他の店が，客がアルコールを飲むことを避けやすくすることも可能である。これは，例えばノンアルコール飲料を提供する，あるいは店舗の閉店のかなり前に，バーだけを閉じることなどで可能である。それでも飲酒後の運転が続くのであれば，運転者に対して呼気アルコール検査と運動障害テストを無作為に行えるように資金を供給することにより，彼らが警察の検問を受ける可能性を高くすることを試みることも可能であろう。

第8章　アディクションの統合モデル

　社会－環境的情報入力の観点からみると，我々がまず最初の段階として行うことは，酩酊している客にアルコール飲料を提供しないように，バーのスタッフを訓練することであるかもしれない。同様に，車を運転することの実現性のある代替となるものを提供するために，安価で頻回な公共の交通機関を利用しやすくするということが可能である。最後に，我々は，安全運転を行うことにより自尊感情が強められるという考え方を構築することに重点を置くことを確実にした予防プログラムによって，心理－行動的情報入力を介入の目標とすることができる。

まとめと結論

　本章では，非常に広範な学問分野からのエビデンスと考え方を組み入れたアディクションを理解するためのフレームワークを提示してきた。この新しいモデルを発展させようとする我々の意図するところは，この本を通して示してきたエビデンスを基礎としてアディクションの複雑な性質を概念的に説明する簡易な方法を提供することである。我々は，アディクションの原因の理解のみではなく，このような行動を予防する手段を明らかにするために，いかにこのモデルが役立つかを理解するためにも，どのようにこのモデルを応用し得るかについても概説を行ってきた。このモデルが示しているのは，危険，あるいは不健康な行動に影響を与える可能性のある生物学的および心理学的，社会的な影響を含む要因を正しく認識することさえできれば，その行動に対する介入と予防の手段を特定することが容易になるということである。

　また，この本で我々が示したことは，アディクション分野に関する多くの研究領域が，お互いに比較的個別に成長しているということである（そうでなければいけない訳ではないのであるが）。例えば，生物学的，精神薬理学的研究はアディクションの進展に関与するプロセスについて多くの理解を与えてくれたが，この領域で得られた知見は，いったん，人間行動についての広範な理論の下で解釈されると，アディクションの全般的な理解にはるかに多くの貢献をするようになる。

　我々は，現代がアディクション研究および治療や予防の発展において刺激

に満ちた時代であると信じている。神経画像領域において，個人の受容体レベルまで，脳の中を見ることができる技術の進歩は，アディクションのメカニズムや，行動の基礎となる脳の構造とプロセスについて，今まで以上に解明を進めている。精神薬理学（認知と行動に関する薬物の研究）の発展は，アディクションのような生物・心理・社会的な現象を理解する際の，学際的な協同と知識の交流の力を示している。これらの分野の進歩は，人間の意識や自由意志のような，人間存在に関するいくつかの最も根源的な疑問を理解する新しい方法を我々に与えてくれる主流となっている認知科学と心理学における発展と並行している。本書の後半の章で我々が議論した研究は，これらの主流の認知科学や心理学的理論の応用が増えていることを示しているのだが，この分野での大きな励みとなる徴候である。

　心理学と精神薬理学は，アディクションの理解のために提供できることが多い。そして，この障害に対する我々の理解を深めることを通して，これらの学問分野は，自己理解に関連した自己制御や選択のような問題を解明しつつある。

参考文献

Moss, A.C. and Albery, I.P. (2009) A dual-process model of the alcohol-behavior link for social drinking. *Psychological Bulletin*, 135, 516-30.

Evans, St. B.T. and Frankish, K. (2009) *In Two Minds: Dual Processes and Beyond*. Oxford: Oxford University Press.

用語集

吸収（absorption）薬物が血流に入る過程。
破禁自棄効果（abstinence violence effect）断酒（薬）に失敗したことによる影響と結果であり，人に失敗したことについて強い負の感情を経験させることになる。
活動電位（action potential）情報を伝えるために神経細胞に沿って伝わり，シナプスで神経伝達物質の放出を引き起こす電気的情報。
作動薬（agonist）受容体に結合して神経細胞を活性化する薬物。
遮断薬（antagonist）受容体に結合するが神経細胞を活性化させず，作動薬が神経細胞を活性化するのを妨げる薬物。
注意バイアス（attentional bias）個人的に関連性のある対象や刺激にによって人が注意をそらされがちになる現象。薬物やアルコールに関連した刺激に対する注意バイアスは，過去の使用の作用として増加し，依存症の人で特に強くなることが分かっている。
自動認知プロセス（automatic cognitive process）自動認知プロセスは，ある刺激の存在によって直接活性化され，「瞬間的」なものであるため，一度活性化されると不可能でないものの遮ることが非常に難しい。このプロセスは，注意に関するどんな資源もほとんど消費せず，その他多くのプロセス（制御された認知プロセスを含む）と並行して作動することができる。
自動性（automaticity）意識的な制御やモニタリングを必要としないで起こる行動は，自動的に（automatically）に起こると言われる。自動性は，この一般的な能力のことを示し，単純なものと複雑なものの両方の社会的な行動を含む。
行動主義理論（behaviourist theory）→学習理論（learning theory）

血液脳関門（blood-brain barrier）すべてではないものの多くの毒物が血流から脳に入るのを防ぐ脳と血流の間の防護的な障壁のこと。大部分の依存薬物は，この障壁を通過することができるため脳に作用する。

組織耐性（cellular tolerance or pharmacodynamic tolerance）薬理効果への耐性で，脳機能における物理的変化により引き起こされる。

古典的条件づけ（classical conditioning）パブロフ型条件づけ（Pavlovian conditioning）とも言われる。我々の環境における刺激が以前は関連のなかった結果と関連させるようになるように，連想を通じて学習すること。

認知行動療法（cognitive behavioural therapy）非機能的な考え方を理解して，渇望や嗜癖行動を行うようにさせる環境的な引き金を特定しようとする治療法。

認知的分離（cognitive decoupling）分離（decoupling）は，世界を違う考え方でみることができる能力である。これは，時に，仮説的思考と言われることもあり，例えば，周囲の世界におよぼす様々な行動の結果を実際にそれぞれの行動に携わらなくても我々が予測することを可能にする。

認知的倹約（cognitive miser）この言葉は人が遭遇するすべての新しい情報を十分に評価するよりもむしろ，可能ならばいつでも心理的に簡単な方法に頼ろうとする傾向があるという一般的な考えを述べている。認知的倹約の1つの例として，他人を分類し彼らの行動の原因を判断するのにステレオタイプを使用することがある。

条件づけ耐性と離脱（conditioned tolerance and withdrawal）薬理学的原因とは無関係に起こる耐性と離脱。条件づけ耐性と離脱は，薬物やアルコール使用を止めてから数カ月，あるいは数年後にも起こり得る。

連結性（contiguity）我々の行動と結果が時間的に近い間隔で起こる場合に，より学習が促進されるというように，学習が効果的に行われるための重要な条件。

制御された認知プロセス（controlled cognitive process）制御された認知プロセスはかなりゆっくりした特徴があり（自動的認知プロセス（automatic cognitive processes）と比較して），注意能力に依存している。このプロセスは，状況や刺激に左右されず，互いに連続して働く。

渇望（craving）薬物の使用あるいは嗜癖行動を行いたいという強い主観的な願望。渇望は生理学的なもの（すなわち身体的な離脱症状の結果として）であったり，心理学的なもの（すなわち，薬物に関連した引き金あるいは手がかり刺激への学習された反応の結果として）でもあり得るし，その両方である場合もある。

交差耐性（cross-tolerance）もし耐性がある特定の薬物に対して形成されたとしたら，

同じ種類のすべての薬物に対しても同様に耐性が形成されること。

振戦せん妄（delirium tremens）混乱，焦燥，攻撃性を含むアルコールからの離脱症状に関連した状態。「DTs」や「震え（the shakes）」としても知られており，振戦せん妄は（ラテン語の"震える錯乱"から来ているが），しばしば制御できない振戦を含む。

解毒（detoxification）薬物依存に対する医学的治療で，薬物の量を減らしたり，依存薬物と類似の作用を持つ代替薬物を投与することを含む。

分布（distribution）薬物が，血流に吸収された後に，脳や身体の他の部分に運ばれるプロセス。

薬物（drug）投与されると生物学的，心理学的効果を生じる既知の化学構造をもつ化学物質

薬物志向（drug liking）この言葉は報酬過敏性理論に関連して，薬物から正の効果を得るための薬物への主観的な願望（多幸的な気分を得るためのこともあり，離脱症状を消すためのこともある）を述べるのに使われる。

薬物欲求（drug wanting）報酬過敏性理論に関連して，薬物欲求とは，薬物使用への衝動を指している。この衝動は予想される正の結果に基づいた意識的な願望とは全く無関係である。

二重システム理論（dual systems theory）二重過程理論（dual process theory）とも言う。人間の思考の二重システム理論は，人間の心は基本的な2つの構成要素からなるとしている。すなわち，1つは，速く，効率的でしばしば無意識的な構成要素（［システム1］と［自動的認知プロセス］を参照）で，もう1つは，より遅く，エネルギーを多く消費する意識的な構成要素である（［システム2］と［制御された認知プロセス］を参照）。

自己制御の資源モデル（energy model of self-regulation）意識的な自己制御を行う個人の能力は，短期間で枯渇してしまう限られた資源であると仮定する自己制御に関するモデル。結果として，労力を要する自己制御を行うと，すぐ続く他のことに対して制御する能力を減少させる。

認識的合理性（epistemic rationality）人が持つ知識，信念，目標が現実を反映しているかを積極的に確かめようとすることを意味する合理性の1つの形態。この形態の合理性を示さない人は，彼らの信念の反証となるエビデンスが示された時でさえ，あるいは信念を変化することが彼らにとって有益である時でさえも，それらの信念を持ち続ける傾向がある。

排泄（excretion）薬物やその代謝産物を身体から除去すること。

期待（expectancies）直接的あるいは間接的な学習の経験の結果として起こる，生涯を通じて築き上げられる行動に対して起こりうる結果に関する信念。

期待－価値（expectancy-value）我々がある行動に特定の結果を望んでいる，あるいは望んでいない程度。

半減期（half-life）薬物の半分の量が身体から消失するのにかかる時間の長さ。長い半減期を持つ薬物は，人により長い持続作用を及ぼし，短い半減期の薬物は，離脱症状が起こるのを防ぐためにより短かい間隔での再投与されることが必要となる。

医療経済学（health economics）時に，medical economics とも言われる。疾病と治療の全体の費用に関する経済学の1つの分野。特定の疾病や病気を治療する治療法の効果を評価する時に，医療経済学は，単にそれが病気そのものにどのように対処するかということを越えて，個人と社会に対する付加的な利益も含めて，治療に関するより広い意味と効果に関して検討する。

ヒューリスティクス（heuristic）ヒューリスティクスとは，我々が，決断や判断を迅速に効率よく行うことを可能にする単純な心理的に簡単な方法あるいは「経験に基づいたやり方」のこと。ヒューリスティクスは，生得的に備わっているものもあるかもしれないが，通常は，過去の学習経験の結果として形成される。

恒常性（homeostasis）身体システムを安定した平衡状態に保とうとする生理学的な過程。

報酬顕現性（incentive salience）これは，ある対象あるいは手がかり刺激が正の報酬と関連づけられる場合に起こるとされ，そのために将来好ましいと評価されるようになるものである。

報酬過敏性理論（incentive-sensitization theory）強迫的な薬物使用と薬物衝動の形成について説明するのに用いられてきたアディクションの理論。この理論は，薬物依存症者が薬物を止めると決断した時でさえ，なぜ薬物依存が続くのかということも説明する。

抑制制御（inhibitory control）行動の反応を抑制する全般的な能力で，脳の前帯状回と眼窩前頭皮質と関連している。（薬物の長期使用の結果として起こりうる）これらの脳領域への損傷は人をより衝動的にさせたり，薬物使用を抑制する能力を低下させたりする。

抑制調節障害（inhibitory dysregulation）薬物の長期使用は，抑制制御の低下をもたらし，そのために薬物使用をコントロールしにくくなるとするアディクションに関する理論。

手段的合理性（instrumentally rationality）効率的に目的を達成するのに役立つ方法で人は行動しようとすることを意味する合理性の1つの形態。この形態の合理性を示さない人は，非生産的なやり方でふるまい，効率的に目的を達成しようとしない。

学習理論（learning theory あるいは行動主義理論（bevaviourist theory））学習された刺激－反応の関係の結果として行動を説明する心理学の理論的フレームワーク。学習理論は伝統的に，動機や願望のような観察することのできない精神的な概念を，行動と学習の説明から排除している。

代謝性耐性（metabolic tolerance）薬物動態耐性（pharmacokinetic tolerance）とも言われる。時間をかけて繰り返し薬物を使用することにより，身体から薬物が除去される効率性が高まるために起こる薬物への耐性。

代謝（metabolism）身体が，薬物をより排泄しやすい化学誘導体に分解する過程。

モデリング（modelling）（代理学習（vicarious learning）とも言われる）他の人の観察を通して行われる学習。これは，他の人の行動を真似るかどうかを決定するために，他の人の罰や報酬の経験を通して我々が学習することができることを意味している。

モノアミン（monoamines）認知機能，感情，行動に関連する神経伝達物質の種類。

動機づけ面接法（motivational interviewing）薬物使用に関する責任は本人にあると受け入れながらも，その使用に関しての変化を決断できるように支援するカウンセリング方法。最も基本的なことを言えば，この方法では，薬物使用に関する良い点とそれほど良くない点とを探求していくことで，薬物使用に関する懸念を強めることを行う。

粘膜（mucous membrane）鼻腔，肺，口腔の内側を含む吸収性に富んだ身体の組織層。喫煙（例えば煙草や大麻）や鼻で吸う（例えばコカイン）などの薬物の摂取方法は，粘膜が皮膚よりもはるかに吸収性が良いために，化学物質が血流に入りやすいということを利用している。

ニードル・フリーキング（needle freaking）ヘロイン依存症患者が実際は生理食塩水を注射しただけだと分かっているにもかかわらず，ヘロインを静注した時と同じような兆候を示すような，一種の薬物作用類似の条件づけ反応。これは，過去の実際の薬物使用と継続的に関連してきた注射という行為そのものがこの反応を起こすと考えられている。

負の強化（negative reinforcement）ある行動が負の状況を軽減する結果，再び負の状況を経験した時にその行動が起こる可能性を高めることをいう（例えば，不快

な離脱症状を緩和するために薬物を摂取することなど)。

神経適応(neuroadaptation) 長年にわたって薬物の反復使用を続けた結果，脳内に起こる身体的かつ化学的な変化のことで，これは，耐性と離脱症状の出現に関係している。神経適応は，薬物の影響を最小化しようとする身体の試みの結果と考えられる。

神経細胞(neurons) 情報が神経系全体に伝わることを可能にする身体の特殊な細胞。

神経伝達(neurotransmission) 情報がシナプスを介してをある神経細胞から他の神経細胞へと伝わる過程。

神経伝達物質(neurotransmitter) 脳内の化学物質で，これは，神経細胞相互間の接合部であるシナプスから神経細胞によって放出され，他の神経細胞の受容体に結合し，その神経細胞における新たな活動電位の引き金を引き，それにより，情報を神経細胞を通じて神経系全体に運ぶ。

オペラント条件づけ(operant conditioning) 将来，その行動が再び行われる可能性を増やしたり減らしたりする目的で，行動に対して報酬あるいは罰を与えることにより生じる学習。

オピオイド(opioids) ケシ(papaver somniferum)から得られる誘導体，その合成された類似体，および体内で生成される合成物に対して用いられる総称。これらすべての物質は，脳内の特定のオピオイド受容体に作用して痛みを緩和し，幸福感を作り出す。

ピアサポートプログラム(peer support programmes) ピアサポートグループ(自助グループ(self help groups)としても知られる)は，薬物使用を止めようとする人に継続した社会的な支援を提供する。このプログラムは，自分自身が以前に薬物問題を経験した人によって提供される。

薬力学的耐性(pharmacodynamic tolerance)→組織性耐性(cellular tolerance)を参照。

薬物動態的耐性(pharmacokinetic tolerance)→代謝性耐性(metabolic tolerance)を参照。

身体依存(physical dependence) 薬物への耐性が形成され，薬物摂取を中断した時に身体離脱症候群が生じるようになる状態。

身体離脱症候群(physical withdrawal syndrome) 薬物を使用するのを止めた時に，抑うつ気分，嘔気，感冒様症状を経験することがある。このような症状は身体離脱症候群として知られている。

正の強化(positive reinforcement) 快体験につながる行動の結果で，その後，その望ましい心地よい刺激を得るためにその行動が起こる可能性を増す(例えば，薬物を摂取して，気持ち良い陶酔感を体験する)。

予防（prevention）アディクションが形成されることを第一に防ぐことを目的とした行動計画や介入のことをいう。

一次予防（primary prevention）アルコールや薬物を使い始めていない，あるいはギャンブルなどをまだ始めていない人を対象とする介入。目的は，不健康な行動を促進させる個人的あるいは環境的要因に対処することである。

予防行動採用プロセスモデル（precaution adoption process model：PAPM）（人が健康問題に無知な状態から，上手く行動を変化させるに至るまで，通過しなければならないステージについて説明する）。健康に関する行動変化のステージ理論。

精神依存（psychological dependence）嗜癖行動を止めた後にも長期間持続する嗜癖行動を行いたいと思う抑えがたい欲求。

精神賦活薬（psychostimulants）中枢神経系を刺激する薬物でカフェイン，コカイン（塩酸コカイン），クラックコカイン（コカインフリーベース），アンフェタミン，メタンフェタミン，エクスタシー（MDMA：methyl-dioxy-methamphetamine）を含む。精神賦活薬の使用は，覚醒作用，倦怠感の減少，陶酔感，高揚気分，心拍数の上昇，血圧上昇，散瞳，体温上昇，食欲低下，そして，集中力の持続などの認知面での短期的な改善作用などの症状を引き起こす。

罰（punishment）嫌悪を引き起こす行動の負の結果であり，将来，その行動が再び行われる可能性を減少させることにつながるもの（例えば，アンタブユース（ジスルフィラム）を内服している時に飲酒すれば嘔気や嘔吐を経験する）。

合理性（rational）思考や行動がある意味で最適である時に，それらが合理的であると通常表現される。すなわち，その行動または思考は与えられた目標や目的を達成するのに最も効率の良い方法である。

受容体（receptors）受容体は，神経伝達物質と呼ばれる内因性の化合物を認識しこれに反応する蛋白分子のことで，脳内の細胞から細胞へと情報を伝達する。

相互的決定論（reciprocal determinism）我々は，環境から影響を受け，また環境に影響を与えるとする考え。この原則は，社会学習理論に採り入れられている。

報酬系回路（reward pathway）学習に関連している脳内の領域で感情的な反応を生じさせる。

摂取経路（routes of administration）薬物使用に関する摂取経路とは，薬物が体内に摂取される通り道のこと。乱用薬物に関しては，通常みられる摂取経路には，経口（口から），経鼻（鼻から），筋肉あるいは静脈への注射，あるいは皮膚へ塗布することなどがある。

スキーマ（schema，複数形は schemata）スキーマは，世界のある側面を表す記憶の中

の相互に連結した情報の複雑なフレームワークである。これらの「側面」とは，特定の行動の手順（例えばお茶の入れ方など）から自分自身をどのように考えるか（セルフスキーマ）ということまで幅がある。スキーマは，将来どのように考え行動し，新しい情報を理解するかを予測するのを助けるために，世界のこれまでの知識をどのように利用するかということを表わす精神的ヒューリスティクスの複雑な形態として考えることができる。

二次予防（secondary prevention）重大な問題へと進行する前に介入できるように，薬物使用や他の嗜癖行動を初期の段階でスクリーニングしたり発見することに関わる戦略。

自己効力感（self-efficacy）行動を実行する能力について人が持つ信念。自己効力感の高低によって，個人が特定の行動を行うことを試みて成功する可能性を予測することができるため，自己効力感は心理学において重要な概念である。

社会学習理論（social learning theory）人間の行動の説明において初期の学習理論から認知的な情報の調整因子までをも含むように拡張した人の行動を説明する理論的モデル。

パーソナリティ状態（states）時間や状況に大きく左右されるパーソナリティの特徴。

三段論法の推論（syllogistic reasoning）三段論法の推論では，2つの前提が正しいとした場合に，与えられた結論が正しいかどうかを決定する必要がある。三段論法の推論の問題では，2つの前提が正しいなら，結論が正しくなければならないかどうかを決定するように求められる（第5章の例を参照）。

シナプス（synapse）ある神経細胞から他の神経細胞へ情報を運ぶために神経伝達物質が必ず通過する神経細胞間の隙間。

システム1（system1）作動するために意識的制御あるいはモニタリングを必要としない迅速な自動認知プロセスシステムのことで，進化の上で最も初期のシステムである。

システム2（system2）（比較的）ゆっくりで，作動するために意識的な制御とモニタリングを要する制御された認知プロセスであり，進化の上で最近のシステムである。

三次予防（tertiary prevention）アディクションがさらに進行することを防ぎ，薬物依存に関連した深刻な医学的かつ心理的な結果が起こる可能性を最小化することを目的としている。

耐性（tolerance）繰り返し薬物を使用した後に同じ量から得られる薬理作用が減少し，そのため，少量で得られていた元々の効果を得るためにより多くの投与量が必

要となること。

パーソナリティ特性（Traits）時間や状況にかかわらずほとんど変化しないパーソナリティの特徴。

パーソナリティ特性論（trait theories of personality）パーソナリティは，時間を経ても大きくは変化しないいくつかの基本的な特性あるいは特徴から構成されているとする人間のパーソナリティについての説明。様々な理論家たちが，異なる多数の核となる特性を示唆しており，外向性，誠実さ，率直さのような特徴が含まれる。

輸送体（transporter）神経伝達物質輸送体は，蛋白分子で神経伝達物質を細胞膜を通じて運んだり，あるいはシナプス間隙から神経伝達物質を取り除き，その作用を終結させる。時に，輸送体は，逆に働くことがあり，神経伝達物質をシナプスへ移動させ，それらが受容体に結合して作用を起こすことを可能にする。

文　献

Ajzen, I. (1991) The theory of planned behaviour. *Organizational Behavior and Human Decision Processes,* 50, 179-211.

American Psychiatric Association (2000) *Diagnostic and Statistical Manual of Mental Disorders* (4th edn) *Text Revision.* Washington, DC: American Psychiatric Association.

Anderson, P., Chisholm, D. and Fuhr, D. (2009) Effectiveness and cost-effectiveness of policies and programmes to reduce the harm caused by alcohol. *The Lancet,* 373, 2234-46.

Andrews, P.W. and Thomson, J.A.Jr. (2009) The bright side of being blue: Depression as an adaptation for analyzing complex problems. *Psychological Review,* 116, 620-54.

Baer, J.S. (1993) Etiology and secondary prevention of alcohol problems with young adults. In J.S. Baer, G.A. Marlatt and R.J. MacMahon (eds) *Addictive Behaviors Across the Lifespan,* Newbury Park, CA: Sage.

Bandura, A. (1977) *Social Learning Theory.* Englewood Cliffs, NJ: Prentice-Hall.

Bargh, J.A., Chen, M. and Burrows, L. (1996) Automaticity of social behaviour: Direct efects of trait construct and stereotype activation on action. *Journal of Personality and Social Psychology,* 71, 230-44.

Baumeister, R.F. (2003) Ego depletion and self-regulation failure: A resource model of self-control. *Alcoholism: Clinical and Experimental Research,* 27, 1-4.

Becker, G.S. and Murphy, K.M. (1988) A theory of rational addiction. *Journal of Political Economy*, 96, 675-700.

Beevers, C.G. (2005) Cognitive vulnerability to depression: A dual process model. *Clinical Psychology Review*, 25, 975-1002.

Begg, E. (2001) *Clinical Pharmacology Essentials* (2nd edn). Auckland: ADIS International.

Brewer, J.A. and Potenza, M.N. (2008) The neurobiology and genetics of impulse control disorder: Relationships to drug addictions. *Biochemical Pharmacology*, 75, 63-75.

Bühringer, G. and Pfeiffer-Gerschel, T. (2008) Combine and match: The final blow for large-scale black box randomized controlled trials. *Addiction*, 103, 708-10.

Burns, M.O. and Seligman, M.F.P. (1989) Explanatory style across the lifespan: Evidence for stability over 52years. *Journal of Personality and Social Psychology*, 56, 471-7.

Cattell, R.B. (1957) *Personality and Motivation Structure and Measurement*. New York: World Book.

Christiansen, B.A., Smith, G.T., Roehling, P.V. and Goldman, M.S. (1989) Using alcohol expectancies to predict adolescent drinking behaviour after one year. *Journal of Consulting and Clinical Psychology*, 57, 93-9.

Cloninger, C.R. (1987) A systematic method for clinical description and classification of personality variants. *Archives of Geniral Psychiatry*, 44, 573-88.

The COMBINE Study Research Group (2003) Testing combined pharmacotherapies and behavioral interventions in alcohol dependence: Rationale and methods. *Alcoholism: Clinical & Experimental Research*, 27, 1107-22.

Cox, W.M., Fadardi, J.S. and Pothos, E.M. (2006) The Addiction-Stroop Test: Theoretical considerations and procedural recommendations. *PsychologiCal Bulletin*, 132, 443-76.

Cruickshank, C. and Dyer, K.R. (2009) A review of the clinical pharmacology of methamphetamine. *Addiction*, 104, 1085-99.

Cruickshank, C., Montebello, M., Dyer, K.R., Quigley, A., Blaszczyk, J., Tomkins,

S. and Shand, D. (2008) A placebo-controlled trial of mirtazapine for the management of methamphetamine withdrawal. *Drug & Alcohol Review*, 27(3): 326-33.

Cutler, R.B. and Fishbain, D.A. (2005) Are alcoholism treatments effective? The Project MATCH data. *BMC Public Health*, 5, 75.

Davies, L., Jones, A., Vamvakas, G., Dubourg, R. and Donmall, M. (2009) *The Drug Treatment Outcomes Research Study (DTORS): Cost-effectiveness Analysis* (2nd edn). London: The Home Office.

De Haes, W. and Schuurman, J. (1975) Results of an evaluation study on three drug education models. *International Journal of Health Education*, 18 (Supplement).

De Haes, W. and Schuurman, J. (1987) Looking for effective drug education programmes: Exploration of the effects of different drug reduction programmes. *Health Education Research*, 2(4): 433-8.

Department for Transport (2007) *Road Casualties Great Britain: 2007: Annual Report*. London, Transport Statistics. [Online] Available at: http://www.dft.gov.uk/pgr/statistics/datatablepublications/accidents/casualtiesgbar/ [Accessed 10 November 2008]

DiClemente, C.C. and Prochaska, J.O. (1982) Self-change and therapy change of smoking behavior: A comparison of processes of change in cessation and maintenance. *Addictive Behaviors*, 7, 133-42.

DiClemente, C.C., Prochaska,J.O. and Gibertini, M. (1985) Self-efficacy and the stages of self-change of smoking. *Cognitive Therapy and Research*, 9, 181-200.

Dijksterhuis, A. and van Knippenberg, A. (1998) The relation between perception and behaviour or how to win a game of Trivial Pursuit. *Journal of Personality and Social Psychology*, 74, 865-77.

Doll, R. and Hill, A.B. (1950) Smoking and carcinoma of the lung; preliminary report. *British Medical Journal*, 4682, 739-48.

Doran, C., Vos, L, Cobiac, L., Hall, W., Asamoah, I., Wallace, A. et al. (2008) Identifying cost-effective interventions to reduce the burden of harm associated with alcohol misuse in Australia. University of Queensland. Retrieved 4 August 2009 from http://www.aerfcom.au/showcase/

MediaReleases/2008/Doran% 20AERF% 20report.pdf.

Downs, C. and Woolrych, R. (October 2009) *Gambling and Debt Pathfinder Study*. Manchester Metropolitan University: Research Institute for Health and Social Change.

Dunn, M.E. and Goldman, M.S. (1996) Empirical modelling of an alcohol expectancy memory network in elementary school children as a function of grade. *Experimentaland Clinical Psychopharmacology*, 4, 209-17.

Dunn, M.E. and Goldman, M.S. (1998) Age and drinking-related differences in the memory organization of alcohol expectancies in 3rd-, 6th-, 9th-and 12th-grade children. *Journal of Consulting and Clinical Psychology*, 66, 579-85.

Dyer, K.R. and Cruickshank, C. (2005) Depression and other psychological health problems among methamphetamine dependent patients in treatment: Implications for assessment and treatment outcome. *Australian Psychologist* 40(2): 96-108.

Dyer, K.R. and Wilkinson, C. (2008) The detection of illicit drugs in oral fluid: A potential strategy to reduce illicit drug-related harm. *Drug & Alcohol Review*, 27(1): 99-107.

Ehrman, R.N., Ternes, J.T., O'Brien, C.P. and McLellan, A.L (1992) Conditioned tolerance in human opiate addicts. *Psychopharmacology*, 108, 218-24.

Evans, L. (1991) *Traffic Safety and the Driver*. New York, Van Norstrand Reinhold E.J.

Eysenck, H.J. and Eysenck, M.W. (1985) *Personality and Individual Differences: A Natural Science Approach*. New York: Plenum.

Fadardi, J.S. and Cox, W.M. (2009) Reversing the sequence: Reducing alcohol consumption by overcoming alcohol attentional bias. *Drug and Alcohol Dependence*, 101, 137-45.

Faggiano, F. and EU-DAP Study Group (2010) The effectiveness of a school-based substance abuse prevention programme: 18 month follow-up of the EU-DAP cluster randomised controlled trial. *Drug and Alcohol Dependence*, 108, 56-64.

Field, M., Munafò, M.R. and Franken, I.H.A. (2009) A meta-analytic investigation of the relationship between attentional bias and subjective craving in substance abuse. *Psychological Bulletin*, 135, 589-607.

Field, M. and Cox, W.M. (2008) Attentional bias in addictive behaviors: A review of its development, causes and consequences. *Drug and Alcohol Dependence*, 97, 1-20.

Field, M., Duka, T., Eastwood, B., Child, R., Santarcangelo, M. and Gayton, M. (2007) Experimental manipulation of attentional biases in heavy drinkers: Do the effects generalise? *Psychopharmacology*, 192, 593-608.

Field, M., Duka, T., Tyler, E. and Schoenmakers, T. (2009) Attentional bias modification in tobacco smokers. *Nicotine & Tobacco Research*, 11, 812-22.

Fishbein, M. and Ajzen, I. (1975) *Belief, Attitude, Intention and Behavior: An Introduction to Theory and Research*. Reading, MA: Addison-Wesley.

Flay, B. and Sobel, J. (1983) The role of mass media in preventing adolescent substance abuse. NIDA Research Monograph 47 In T. Glynn, C. Leukefeld and J. Ludford (eds) *Preventing Adolescent Drug Abuse: Intervention Strategies*. Rockville, MD: National Institute for Drug Abuse (pp. 5-35).

Fontana, D.J., Post, R.M. and Pert, A. (1993) Conditioned increases in mesolimbic dopamine overflow by stimuli associated with cocaine. *Brain Research*, 629, 31-9.

Franken, I.H.A. (2003) Drug craving and addiction: Integrating psychological and neuropsychopharmacological approaches. *Progress in Neuro-Psychopharmacology and Biological Psychiatry*, 27, 563-79.

Frankfurt, H.G. (1971) Freedom of the will and the concept of a person. *Journal of Philosophy*, 68, 5-20.

Friese, M., Bargas-Avila, J., Hofmann, W. and Wiers, R.W. (2010) Here's looking at you, Bud: Alcohol-related memory structures predict eye movements for social drinkers with low executive control. *Social Psychological and Personality Science*, 1, 143-51.

Gailliot, M.T. and Baumeister, R.F (2007) The physiology of willpower: Linking blood glucose to self-control. *Personality and Social Psychology Review*, 11, 303-27.

Gailliot, M.T, Baumeister, R.F, DeWall, C.N., Maner,J.K., Plant, E.A., Tice, D.M., Brewer, L.E. and Schmeichel, B.J. (2007) Self-control relies on glucose as a limited energy source: Willpower is more than a metaphor. *Journal of*

Personality and Social Psychology, 92, 325-36.

Gerrard, M., Gibbons, E.X., Houlihan, A.E., Stock M.L. and Pomery, E.A. (2008) A dual-process approach to health risk decision making: The prototype willingness model. *Developmental Review*, 28, 29-61.

Godin, G. and Kok, G. (1996) The theory of planned behavior: A review of its applications to health-related behaviors. *American Journal of Health Promotion*, 11, 87-98.

Goethals, G.R. and Reckman, R.F (1973) The perception of consistency In attitudes, *Journal of Experimental Social Psychology*, 9, 491-501.

Gossop, M., Marsden, J., Stewart, D. and Kidd, T. (2003) The National Treatment Outcome Research Study (NTORS): 4-5 year follow-up results. *Addiction*, 98, 291-303.

Gossop, M., Marsden, J., Stewart, D., and Treacy, S. (2001) Outcomes after methadone maintenance and methadonereduction treatments: Two-year follow-up results from the National Treatment Outcome Research Study. *Drug and Alcohol Dependence*, 62, 255-64.

Gowing, L., Proudfoot, H., Henry-Edwards, S. and Teeson, M. (2001) *Evidence Supporting Treatment. The Effectiveness of Interventions for Illicit Drug Use.* ACT: Australian National Council on Drugs.

Greenberg, J., Solomon, S. and Pyszczynski, T. (1997) Terror management theory of self-esteem and cultural worldviews: Empirical assessments and. *Advances in experimental social psychology* 29(61): 139.

Houben, K. and Wiers, R.W. (2009) Response inhibition moderates the relationship between implicit associations and drinking behavior. *Alcoholism, Clinical and Experimental Research*, 33, 626-33.

Institute of Alcohol Studies (IAS) (2007) *IAS Factsheet: Drinking in Great Britain.* [Online] Available on: http://www.ias.org.uk/resources/factsheets/drinkinggb.pdf [Accessed 20 January 2009]

Jarvis, L, Tebbutt, J. and Mattick, R. (1995) *Treatment Approaches for Alcohol and Drug Dependence. An Introductory Guide.* Brisbane: John Wiley & Sons.

Jellinek, E.M. (1960) *The Disease Concept of Alcoholism.* New Brunswick, NJ: Hillhouse Press.

Jessop, D., Albery, I.P., Rutter, J. and Garrod, H. (2008) Understanding the impact of mortality-related health-risk information: A terror management theory perspective. *Personality and Social Psychology Bulletin*, 34(7): 951-64.

Jones, B.T., Bruce, G., Livingstone, S. and Reed, E. (2006) Alcohol-related attentional bias in problem drinkers with the flicker change blindness paradigm. *Psychology of Addictive Behaviors*, 20, 171-7.

Jones, S. and Gregory, P. (2009) The impact of more visible standard drink labelling on youth alcohol consumption: Helping young people drink (ir)responsibly. *Drug & Alcohol Review*, 28, 230-4.

Leshner, A.I. (1997) Addiction is a brain disease and it matters. *Science*, 278(5335): 45-8.

Levine, D.G. (1974) 'Needle Freaks': Compulsive self-injection drug users. *American Journal of Psychiatry*, 131, 297-300.

Leyton, M. (2007) Conditioned and sensitized responses to stimulant drugs in humans. *Progress in Neuropsychopharmacology and Biological Psychiatry*, 31, 1601-13.

Liappas, J.A., Lascaratos, J., Fafouti, S. and Christodolou, G.N. (2003) Alexander the Great's relationship with alcohol. *Addiction*, 98, 561-7.

Lowinson, J.H., Ruiz, P. and Millman, R.B. (eds) (1992) *Substance Abuse. A Comprehensive Textbook*. Baltimore: Williams & Wilkins.

Lubman, D.I., Yücel, M. and Pantelis, C. (2004) Addiction, a condition of compulsive behaviour? Neuroimaging and neuropsychological evidence of inhibitory dysregulation. *Addiction*, 99, 1491-502.

Ludwig, A.M. (1988) *Understanding the Alcoholic's Mind. The Nature of Craving and How to Control It*. New York: Oxford University Press.

MacAndrew, C. and Edgerton, R.B. (1969) *Drunken Comportment: A Social Explanation*. Chicago: Aldine.

MacLeod, J. (2002) Excessive appetites: A psychological view of addictions (2nd edn) [book review]. *Family Practice*, 19, 118-19.

Marlatt, G.A. (1979) A cognitive-behavioral model of the relapse process. In N.A. Krasnegor (ed.), *Behavioral Analysis and Treatment of Substance Abuse: N.I.D.A. Research Monographs*, 25, Department of Health, Education and

Welfare.

Marlatt, G.A. and Gordon, J.R. (eds) (1985) *Relapse Prevention: Maintenance Strategies in the Treatment of Addictive Behaviours.* New York: Guilford.

Marlatt, G.A., Baer, J.S. and Quigley, L.A. (1994) Self-efficacy and addictive behavior. In A. Bandura (ed.), *Self-efficacy in Changing Societies.* Marbach, Germany: Johann Jacobs Foundation.

Marlatt, G.A., Curry, S. and Gordon, J.R. (1988) A longitudinal analysis of unaided smoking cessation. *Journal of Consulting and Clinical Psychology,* 56, 715-20.

McCrae, R.R. and Costa, P.T. (1990) *Personality in Adulthood.* New York: The Guilford Press.

McMillan, B. and Conner, M. (2003) Applying an extended version of the theory of planned behaviour to illicit drug use amongst students. *Journal of Applied Social Psychology,* 33, 1662-83.

Melmon, K., Morrelli, H.F., Hoffman, B.B. and Nierenberg, D.W. (eds) (1992) *Clinical Pharmacology: Basic Principles in Therapeutics.* New York: McGraw Hill.

Miller, N.S. and Gold, M.S. (1994) Dissociation of 'conscious desire' (craving) from and relapse in alcohol and cocaine dependence, *Annals of Clinical Psychiatry.* 6, 99-106.

Moss, A.C. and Albery, I.P. (2009) A dual-process model of the alcohol-behavior link for social drinking. *Psychological Bulletin,* 135, 516-30.

Moss, A.C. and Albery, I.P. (2010) Are alcohol expectancies associations, propositions, or elephants? A reply to Wiers and Stacy (2010). *Psychological Bulletin,* 136, 17-20.

Moss, A.C., Dyer, K.R. and Albery, I. (2009) Knowledge of drinking guidelines does not guarantee sensible drinking: Evidence from London medical students. *The Lancet,* 374, 1242.

Muraven, M. and Shmueli, D. (2006) The self-control costs of fighting the temptation to drink. *Psychology of Addictive Behaviors,* 20, 154-60.

Nisbett, R. and Wilson, T. (1977) Telling more than we can know: Verbal reports on mental processes. *Psychological Review,* 84, 231-59.

O'Brien, C., Childress, A., McLellan, A. and Ehrman, R. (1992) Classical conditioning in drug-dependent humans. *Annals of the NY Academy of*

Sciences, 654, 400-15.

Office for National Statistics (2008) Mortality Statistics, Deaths Registered in 2008, England and Wales. http://www.statistics.gov.uk/downloads/theme_health/DR2008/DR_08.pdf

Ogden, E.J.D. and Moskowitz, H. (2004) Effects of alcohol and other drugs on driver performance. *Traffic Injury Prevention,* 5, 185-98.

Orford, J. (2001) Addiction as excessive appetite. *Addiction,* 96, 15-31.

Orford, J. (2002) *Excessive Appetites: A Psychological View of Addictions* (2nd edn). London: John Wiley.

Post, T., van den Assem, M.J., Baltussen, G. and Thaler, R.H. (2008) Deal Or No Deal? Decision making under risk in a large-payoff game show. *American Economic Review,* 98, 1-54.

Prescott, C.A. and Kendler, K.S. (1999) Genetic and environmental contributions to alcohol abuse and dependence in a population-based sample of male twins. *American Journal of Psychiatry,* 156, 34-40.

Prochaska, J.O., Redding, C.A. and Evers, K.E. (2002) The transtheoretical model and stages of change. In K. Glanz, B.K. Rimer and K. Viswanath (eds) *Health Behavior and Health Education* (4th edn). San Francisco: Jossey-Bass (pp. 99-120).

Project MATCH Research Group (1997) Matching alcoholism treatments to client heterogeneity: Project MATCH post-treatment outcomes. *Journal of Studies on Alcohol,* 58, 7-29.

Rang, H.P., Dale, M.M., Ritter, J.M. and Flower, R.J. (2007) *Rand and Dale's Pharmacology.* Philadelphia: Churchill Livingstone Elsevier.

Reagan, A. (2009) Does the rational theory of addiction suffer explanatory impotence? In *Southern Society for Philosophy and Psychology, 101st Annual Meeting* (Savannah, GA April 9-11).

Redish, A.D. Jensen, S. and Johnson, A. (2008) A unified theory of addiction: Vulnerabilities in the decision process. *Behavioral and Brain Sciences,* 31, 415-87.

Robins, L.N. (1975) Drug treatment after return in Vietnam veterans. *Highlights of the 20th Annual Conference,* Veterans Administration Studies in Mental

Health and Behavioral Sciences. Perry Point, MD: Central NP Research Laboratory.

Robinson, T.E. and Berridge, K.C. (1993) Theneural basis of drug craving: An Incentive-sensitization theory of addiction. *Brain Research Reviews*, 18, 247-91.

Robinson, T.E. and Berridge, K.C. (2000) The psychology and neurobiology of addiction: An incentive-sensitization view. *Addiction*, 95, 91-117.

Robinson, T.E. and Berridge, K.C. (2008) The incentive sensitization theory of addiction: Some current issues. *Philosophical Transactions of the Royal Society B*, 363, 3137-46.

Saunders, B., Wilkinson, C. and Allsop, S. (1991) Motivational interviewing intervention with heroin users attending a methadone clinic. In W.R. Miller and S. Rollnick, *Motivational Interviewing: Preparing People to Change*. New York: Guilford Press (pp. 248-85).

Schneider, W. and Chein, J.M. (2003) Controlled and automatic processing: Behavior, theory and biological mechanisms. *Cognitive Science*. 27, 525-59.

Schoenmakers, T, Wiers, R.W, Jones, B.T, Bruce, G. and Jansen, A.T.M. (2007) Attentional retraining decreases attentional bias in heavy drinkers without generalization. *Addiction*, 102, 399-405.

Schoenmakers, T.M., deBruin, M., Lux, I.F.M., Goertz, A.G., Van Kerkhof, D.H.A.T and Wiers, R.W (2010) Clinical effectiveness of attentional bias modification training in abstinent alcoholic patients. *Drug and Alcohol Dependence*, 109, 30-6.

Siegel, S., Hinson, R. and Krank, M. (1978) The role of predrug signals in morphine analgesic tolerance: Support for a Pavlovian conditioning model of tolerance. *Journal of Experimental Psychology*, 4, 188-96.

Siegel, S., Hinson, R., Krank, M. and McCully, J. (1982) Heroin overdose death: Contribution of drug-associated environmental cues. *Science*, 216, 436-7.

Skinner, B.F. (1938) *The Behavior of Organisms: An Experimental Analysis*. Cambridge, Massachusetts: B.F. Skinner Foundation.

Sokoloff, L. (1973) Metabolism of ketone bodies by the brain. *Annual Reviews in Medicine*, 24, 271-80.

Stacy, A.W., Newcomb, M.D. and Bentler, P.M. (1992) Interactive and higher-order effects of social influences on drug use. *Journal of Health Social Behavior*, 33, 226-41.

Stanovich, K.E. (2004) *The Robot's Rebellion: Finding Meaning in the Age of Darwin.* Chicago: University of Chicago Press.

Stanovich, K.E. (2009) *What Intelligence Tests Miss: The Psychology of Rational Thought.* Yale: Yale University Press.

Stroop, J.R. (1935) Studies of interference in serial verbal reactions. *Journal of Experimental Psychology*, 18, 643-62.

Sutton, S. (2001) Back to the drawing board? A review of applications of the transtheoretical model to substance use. *Addiction*, 96, 175-86.

Thomsen, S.R. and Fulton, K. (2007) Adolescents' attention to responsibility messages in magazine alcohol advertisements: An eye-tracking approach. *Journal of Adolescent Health*, 41, 27-34.

Tiffany, S.T (1990) A cognitive model of drug urges and drug-use behavior: Role of automatic and nonautomatic processes. *Psychological Review*, 97, 147-68.

Tiffany, S.T (1999) Cognitive concepts of craving. *Alcohol Research & Health*, 23, 215-24.

Tooby, J. and Cosmides, L. (1995) Mapping the evolved functional organization of mind and brain. In M. Gazzaniga (ed.), *The Cognitive Neurosciences*. Cambridge, MA: MIT Press.

Toplak, M.E., Liu, E., Macpherson, R., Toneatto, T. and Stanovich, K.E. (2007) The reasoning skills and thinking dispositions of problem gamblers: A dual-process taxonomy. *Journal of Behavioral Decision Making*, 20, 103-24.

Tupes, E. and Christal, R. (1992) Recurrent personality factors based on trait ratings. *Journal of Personality*, 60, 225-51.

UKATT Research Team (2005) Effectiveness of treatment for alcohol problems: Findings of the randomised UK alcohol treatment trial (UKATT) *British Medical Journal*, 331,541.

Visschers, V.H.M., Meertens, R.M., Passchier, W.W.F and DeVries, N.N.K. (2009) Probability information in risk communication: A review of the research literature. *Risk Analysis: An International Journal*, 29, 267-87.

Webb, T.L. and Sheeran, P. (2006) Does changing behavioural intentions engender behavior change? A meta-analysis of the experimental evidence. *Psychological Bulletin*, 132, 249-68.

Weinstein, A. and Cox, W.M. (2006) Cognitive processing of drug-related stimuli: The role of memory and attention. *Journal of Psychopharmacology*, 20, 850-9.

Weinstein, N.D. and Sandman, P.M. (1992) A model of the precaution adoption process: Evidence from home radon testing. *Health Psychology*, 11, 170-80.

West, R. (2005) Time for a change: Putting the transtheoretical (stages of change) model to rest. *Addiction*, 100, 1036-9.

White, J.M. (1991) *Drug Dependence*. Englewood Cliffs, NJ: Prentice Hall.

Wickler, A. (1948) Recent progress in research on the neurophysiological basis of morphine addiction. *American Journal of Psychiatry*, 105, 329-38.

Wiers, R.W. and Stacy, A.W. (2010) Are alcohol expectancies associations? Comment on Moss and Albery (2009) *Psychological Bulletin*, 136, 12-16.

Wiers, R.W., Beckers, L., Houben, K. and Hofmann, W. (2009) A short fuse after alcohol: Implicit power associations predict aggressiveness after alcohol consumption in young heavy drinkers with limited executive control. *Pharmacology, Biochemistry and Behaviour*, 93, 300-5.

Williams, L.E. and Bargh, J.A. (2008) Experiencing physical warmth promotes interpersonal warmth. *Science*, 322, 606-7.

Witte, K. (1992) Putting the fear back into fear appeals: The extended parallel process model. *Communication Monographs*, 59, 329-49.

Zuckerman, M. (1983) Sensation seeking and sports. *Personality and Individual Differences*, 4, 285-93.

Zuckerman, M. (1994) *Behavioural Expressions and Biosocial Bases of Sensation-Seeking*. Cambridge: Cambridge University Press.

訳者あとがき

　今の時代に，統合失調症を「狐つき」や「悪魔つき」が原因だと考える人はもはやそれほどいないであろう。統合失調症などの精神疾患に対する一般の人の理解は，著しく変わった。一方，アディクションに対する理解は，一般の人の間に広がったと言えるであろうか？　私は，幸運にも精神科研修の当初からアディクション医療に携わり，アディクションを持つ人が抱える深刻な問題について多くを学ぶ機会を持つことができた。その中で，精神疾患全般について，一般の人の理解と現実にはギャップがあるが，特にアディクションに関しては，世間の人が持つイメージと実際の姿との間のギャップが大きいと感じてきた。そして，このギャップを埋めるべく，診療経験で理解した彼らの本当の姿を，自分なりに人に伝えようとしてきた。しかしながら，その疾病性を強調しても，他の疾患と比較し，アディクションにはどこか，釈然としないところが残った。

　1935年に，アルコホーリクスアノニマスが結成され，1940年に，ジェリネックらによりイェール大学医学部にアルコール研究所が設立され，1960年にはアルコホーリズムの疾患概念が提唱された。そこで主張されていることは，「アルコール依存症は病気である」ということである。もし，アディクションが病気であることを信じて疑わない支援者であるならば，他の精神疾患と同じような支援をすべきだと考えるであろう。例えば，「統合失調症患者には幻聴が残存していても，生活環境を整え，地域で安定した生活支援することが普通だが，どうしてお酒や薬物を止められないアディクションを持つ人

に支援を手厚くすることは普通ではないのだろうか。生存の見込みがない末期がん患者が，尊厳ある死を迎えられるように支援することは普通であって，重篤なアディクション患者が最後まで尊厳ある関わりを継続することが普通でないわけがないだろう。」というように。

　目の前のアディクションを持つ人に対して，どのような態度でどのような支援を行うかは，その治療者のアディクションへの見方により，大きく左右される。ここで我々が直面する最大の問題は，その人が，実際にはどの程度コントロールを失っているかということを知る術を，我々が持っていないということである。国立薬物乱用研究所（National Institute on Drug Abuse：NIDA）の当時の所長であったレシュナー（Leshner）により，1997年に「脳疾患モデル（brain disease model）」が提唱され，現在もノラ・ボルコフ（Nora Volkow）の強いリーダーシップの下で，米国を中心に，このモデルが医学教育において浸透しつつある。彼らの脳科学的な研究は，薬物による視覚的刺激が，自動的に脳に反応を及ぼし，渇望を引き起こすことを明らかにした。しかしながら，その生物学的な視点での理解もまた，本書においては，アディクションを理解するためのごく一部分でしかないとされている。アディクションを1つのモデルで理解しようとする単純化は，混乱した状況を打開するためには役立つことが多いが，アディクションの本質に迫ることを阻害し，そのアプローチのみに固執してしまうことになり，発展性に乏しい。本書にあるように，より広い視点でアディクションを理解することが不可欠である。本書の「我々が，アディクションに何らかの選択の要素があるという場合，それは，単に1つの選択に過ぎないと言おうとしているのではない。そうではなく非常に難しい選択の例として嗜癖行動について考えようとしているのである」という言葉は，私が今まで疾病モデルに抱いていた釈然としない部分を上手く説明しており，強く共感した。脳科学的な説明は，アディクションを持つ人の強い苦しみを理解する上では有用であるが，我々が行う治療の実際は，動機づけ面接法にせよ，認知行動療法にせよ，彼らは使用しないという選択肢を持っており，またそれを選択する能力を持っているという，あくまでもアディクションを持つ者の主体性を前提とした支援である。

　本書で紹介される診断基準のDSM-Ⅳ-TRは，現在DSM-5に改訂されているが，本書の大勢には影響はないと考える。なぜなら，DSM-5になり，

ギャンブル依存症は，ギャンブル障害（gambling disorder）という診断名で，物質使用障害と同じ診断カテゴリーに加えられることになったが，本書においては，アディクションにギャンブル依存症などの行動嗜癖も含めて，説明がなされているからである。本書は，アディクションの歴史的な経緯，また様々な理論やモデルを，簡潔に初学者に紹介する良書であり，私が留学していた King's College London の Institute of Psychiatry, Psychology and Neuroscience におけるアディクションコースの，主たる参考書の1つであった。本書で，著者らは，まるで糸が絡み合ったような複雑なアディクションの成因について，1つ1つの要因をエビデンスに基づきながら解説し，解いて見せている。さらに，彼らが提案する統一モデルの中で，それぞれの要因を位置づけ（mapping）ようと試みている。著者らは，結論の部分で，彼らの提唱する二重システムモデルについて次のように述べている。

「このモデルが示しているのは，危険，あるいは不健康な行動に影響を与える可能性のある生物学的および心理学的，社会的な影響を含む要因を正しく認識することさえできれば，その行動に対する介入と予防の手段を特定するのが簡単になるということである。」

このように，アディクションの治療法を個人に最適化するためには，いわゆる「アディクションの治療」とされているものをやみくもに行うのではなく，本人が持つアディクションを促進する因子と予防的な因子を，それぞれ生物学的，心理学的，社会環境的な観点から把握し，1つ1つに介入していくことが重要である。治療者は行おうとしている支援や治療が，アディクションを持つ人のどのような点に作用することを期待して行っているのかを，自覚する必要がある。この点を十分認識していれば，治療は，介入するところが尽きることはなく，「治療に失敗」ということはない。回復が思うように進まないことに自己不全感を持ったり，逆に，責任を本人のせいにしたくなる気持ちになることもない。最終的に，断酒・断薬が目標であっても，その治療プロセスはいくつにも細分化でき，治療の進行状況を把握しやすい。

本書を実際にアディクション治療に携わる人が読めば，日々の臨床の悩みの伴として，目の前のアディクションに苦しむ人のどの要因がアディクショ

ンに最も影響を与えているのか,そして,どの要因から介入していくべきかについて,示唆を与えられるであろう。本書を参考にして,複雑な症例であればあるほど治療計画を細分化して,チームで診療に当たることができれば,たとえ,断酒・断薬がすぐに達成されなくとも,そこに向けてアディクションに苦しむ人とともに歩んでいることが確認できるに違いない。また,本書は心理学の初学者にも是非読んでもらいたい。本書を読むことが,人間の行動決定に重大な影響を与える嗜癖行動という問題に関心を抱かせ,将来この問題に取り組もうと志すきっかけとなれば,訳者の望外の幸せである。

最後に,英国に留学する以前に翻訳を思い立ちながら,忙しさで遅々として進まないのを,忍耐強く待ってくださった金剛出版出版部の弓手正樹様へ,感謝を申し上げたい。また,アディクションについて学びながら翻訳を完成させることを可能とした留学を支援してくださった,岡山県精神科医療センターの全てのスタッフの皆様に,この紙面を借りてお礼を申し上げたい。

2016年11月21日

橋本　望

索 引

＊のついた頁は巻末の「用語集」です

[数字・アルファベット]
12 ステッププログラム ……………… 141
CR →条件反射
CS →条件刺激
NS →中性刺激
PAPM →予防行動採用プロセスモデル
TPB →計画的行動理論
TRA →合理的行動理論
TTM →多理論統合モデル
UCR →無条件反射
US →無条件刺激

[ア]
アディクション………………………… 12
アルコーホーリクス・アノニマス……… 141
アルコール………………………… 60, 132
　　――脱水素酵素 …………………… 46
アルコーホーリズム……………………… 18
アンフェタミン………………………… 62
一次予防………………………… 150, *183
医療経済学……………………… 144, *180
オピオイド………………… 61, 133, *182
オペラント条件づけ…………… 67, *182

[カ]

カウンセリング………………………… 136
学習理論………………… 66, 78, *181
活動電位………………………… 49, *177
渇望………………………………… 97, *178
期待………………………… 82, 140, *180
　　――-価値 ………………… 82, *180
吸収……………………………… 33, *177
急性中毒………………………………… 130
供給の削減……………………………… 151
恐怖管理理論…………………………… 157
クロニンジャー（Cloninger, C. R.）… 89
計画的行動理論（TPB）……………… 23
血液脳関門…………………… 41, *178
解毒……………………………………*179
　　――治療 …………………………… 126
嫌悪薬……………………………………… 127
健康エコノミスト……………………… 143
交差耐性………………………… 55, *178
公衆衛生的アプローチ………………… 152
恒常性…………………………… 54, *180
行動学派………………………………… 28
行動主義………………………………… 136
　　――者 ……………………………… 78
　　――理論 …………………………*177
行動療法的アプローチ………………… 136
合理性……………………………………*183
合理的……………………………………… 92

——行動理論（TRA）·················· 22
コカイン······························· 62, 135
個人的および社会的スキルトレーニング ··· 151
個人の成長······························· 151
古典的条件づけ······················ 69, *178

[サ]
再発予防訓練（リラプスプリベンショントレーニング）······························· 139
作動薬（アゴニスト）············· 51, *177
三次予防···························· 150, *184
三段論法の推論····················· 109, *184
シーゲル（Siegel, S.）·················· 75
ジェリネック（Jellinek, E. M.）········· 18
刺激追及································· 89
自己効力感···························· 80, *184
自己制御································· 85
——資源モデル················ 86, *179
自己表現（アサーティブ）スキル······ 138
システム 1
············· 102, 106, 116, 164, *184
システム 2
············· 102, 106, 116, 164, *184
ジスルフィラム（ノックビン）········· 127
自動性·································· *177
自動的な渇望··························· 112
自動認知プロセス········ 102, 104, *177
シナプス······························ 49, 184
社会学習理論······················ 66, 78, *184
社会－環境的要因······················· 168
遮断薬（アンタゴニスト） 51, 127, *177
修正ストループ課題····················· 113
手段的合理性·························· 94, *181
受容体·································· 33, *183
需要の削減····························· 151
条件刺激（CS）························· 71
条件づけ耐性···························· 74
——と離脱························ *178
条件づけ離脱症状························ 73
条件反射（CR）························· 71
消失···································· 71
情報普及アプローチ····················· 151

新奇性追求······························· 89
神経細胞································ *182
神経適応························· 14, 54, *182
神経伝達·························· 49, *182
——物質························ 33, *182
——物質輸送体····················· 50
振戦せん妄·························· 61, *179
身体依存························· 14, 34, *182
身体離脱症候群················· 57, 130, *182
心理－行動的要因······················· 167
心理社会的治療·························· 128
随伴性マネジメント····················· 137
スキーマ······························ 112, *183
制御された渇望························· 112
制御された認知プロセス 102, 105, *178
精神依存································ *183
精神賦活薬·························· 62, *183
正の強化······························ 67, *182
生物学的要因···························· 165
摂取経路···························· 33, *183
セロトニン······························· 51
相互的決定論························· 78, *183
組織耐性····························· 56, *178
損害回避································· 89

[タ]
代謝····································· 33, *181
耐性································ 13, 34, *184
代謝性——···························· 55, *181
代替アプローチ························· 151
大麻····································· 63
多理論統合モデル（TTM）··············· 24
注意バイアス························· 113, *177
中性刺激（NS）························· 70
治療共同体······························· 141
抵抗するスキル························· 151
ティファニー（Tiffany, S. T.）········· 111
動機づけ面接法······················ 136, *181
ドパミン································· 51

[ナ]
ニードルフリーキング現象····· 74, 77, *181

ニコチン	59,	132
二重システム理論	102, 106, 111,	*179
二次予防	150,	*184
ニューロン		49
認識的合理性	94,	*179
認知行動療法	137,	*178
認知再構成		139
認知的倹約	108,	*178
認知的分離	107,	*178
粘膜		*181
ノルアドレナリン		51

[ハ]

バー（Bargh, J. A.）		104
パーソナリティ状態	88,	*184
パーソナリティ特性	88,	*185
——論		*185
排泄	33,	*179
破禁自棄効果	80,	*177
罰		*183
半減期	58,	*180
ピアサポートプログラム	141,	*182
ヒューリスティクス	109,	*180
費用対効果		143
負の強化	67,	*181
フランクフルト（Frankfurt, H. G.）		27
フランケン（Franken, I. H. A.）		115
分布	33,	*179
ベッカー（Becker, G. S.）		92
ベリッジ（Berridge, K. C.）		111
報酬		137
——依存		89
——回路		49
——過敏性		97
——過敏性理論		95
——系回路	31, 53,	*183
——顕現性	95,	*180
ボウマイスター（Baumeister, R. F.）		86

[マ]

マーフィー（Murphy, K. M.）		92
マーラット（Marlatt, G. A.）	80,	140

マリファナ		63
無意識のプロセス		102
無条件刺激（US）		70
無条件反射（UCR）		70
メサドン維持療法		134
モデリング		*181
モノアミン	51,	*181
問題解決スキル		138

[ヤ]

薬物	11,	*179
——依存症		130
——渇望		57
——志向	96,	*179
——使用の表象		112
——耐性		54
——代替療法	126,	131
——動態的耐性	55,	*182
——欲求	96,	*179
——力学的耐性		56
——離脱症候群		56
薬力学的耐性		*182
輸送体		*185
抑制制御		*180
抑制調節障害		*180
——理論		97
予防	149,	*183
——行動採用プロセスモデル（PAPM）	26,	*183

[ラ]

ラブマン（Lubman, D. I.）		97
離脱症状		14
リラクゼーション訓練		137
連結性	69,	*178
ロビンソン（Robinson, T. E.）		111

[ワ]

ワトソン（Watson, J. B.）		78

［著者紹介］

アントニー・C・モス
　ロンドン・サウスバンク大学心理学科の上級講師。嗜癖行動の認知的側面に焦点を当て，嗜癖行動の始まり，維持，消失の理解に，決定理論を応用する研究を行っている。

カイル・R・ダイヤー
　英国キングスカレッジロンドンの精神薬理学者で，サウスバンク大学の客員研究員。キングスカレッジロンドン精神医学・心理学・神経科学研究所の遠隔教育プログラムの責任者であり，FutureLearn が配信するアディクションの無料オンラインコース「Understanding Drugs and Addiction」の主任講師である。

［訳者略歴］

橋本　望（はしもと・のぞむ）
　精神科医。平成 16 年に岡山大学医学部医学科卒業後，岡山赤十字病院にて卒後臨床研修を修了し，平成 18 年より岡山県精神科医療センターにて精神科医師として勤務する。平成 24 年から平成 27 年まで岡山県精神科医療センター依存症精神科医長。平成 27 年 9 月から平成 28 年 9 月までキングスカレッジロンドン精神医学・心理学・神経科学研究所アディクション部門，英国国立ギャンブルクリニックへ留学。現在，岡山県精神科医療センター依存症精神科勤務。精神神経科学会専門医，精神保健指定医。訳書に「今日から始める統合失調症のワークブック」（共訳，新興医学出版社，2010 年）。

アディクションのメカニズム

2017年1月5日 印刷
2017年1月15日 発行

著 者　アントニー・C・モス
　　　　カイル・R・ダイヤー
訳 者　橋本　望
発行者　立石正信

組 版　古口正枝
装 丁　粕谷浩義
印 刷　平河工業社
製 本　東京美術紙工協業組合

株式会社　金剛出版
〒112-0005　東京都文京区水道1-5-16
　　　　　　電話03（3815）6661（代）
　　　　　　FAX03（3818）6848

ISBN978-4-7724-1530-9　C3011　　　Printed in Japan © 2017

薬物依存症の回復支援ハンドブック
援助者，家族，当事者への手引き

［著］＝成瀬暢也

●A5判 ●並製 ●230頁 ●定価 **2,800**円＋税
● ISBN978-4-7724-1519-4 C3011

覚せい剤，大麻，シンナー，処方薬，危険ドラッグ。
経験豊富な依存症専門医が当事者と家族のために
依存症治療の原則を説いたガイドブック。

アルコール依存のための治療ガイド
生き方を変える「コミュニティ強化アプローチ」［CRA］

［著］＝R・J・メイヤーズ J・E・スミス ［監訳］＝吉田精次 境 泉洋

●A5判 ●並製 ●256頁 ●定価 **3,200**円＋税
● ISBN978-4-7724-1516-3 C3011

アルコールを捨て，人生を創り直す意欲を引き出す
「コミュニティ強化アプローチ」。
その画期的な理論と手法をまとめた本邦初の手引書！

『臨床心理学』増刊第8号
やさしいみんなのアディクション

［編］＝松本俊彦

●B5判 ●並製 ●200頁 ●定価 **2,400**円＋税
● ISBN978-4-7724-1504-0 C3011

「わかっちゃいるけどやめられない」
治療薬はなく精神論も歯が立たないアディクションに立ち向かう，
このうえなくわかりやすいアディクションアプローチ・ガイド！